FISCHER

Dr. med.
Carola Holzner

EINE
für
ALLE

Als Notärztin
zwischen Hoffnung
und Wirklichkeit

❈ | FISCHER

Aus Verantwortung für die Umwelt hat sich der S. Fischer Verlag zu einer nachhaltigen Buchproduktion verpflichtet. Der bewusste Umgang mit unseren Ressourcen, der Schutz unseres Klimas und der Natur gehören zu unseren obersten Unternehmenszielen.

Gemeinsam mit unseren Partnern und Lieferanten setzen wir uns für eine klimaneutrale Buchproduktion ein, die den Erwerb von Klimazertifikaten zur Kompensation des CO_2-Ausstoßes einschließt.

Weiter Informationen finden Sie unter:
www.klimaneutralerverlag.de

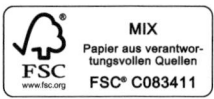

5. Auflage: Dezember 2021

Erschienen bei FISCHER Taschenbuch
Frankfurt am Main, November 2021

© 2021 S. Fischer Verlag GmbH, Hedderichstr. 114,
D-60596 Frankfurt am Main

Satz: Dörlemann Satz, Lemförde
Druck und Bindung: CPI books GmbH, Leck
Printed in Germany
ISBN 978-3-596-70695-2

Dieses Buch ist für dich.

Weil du es dir einfach aus Interesse gekauft hast.

*Vielleicht, weil du weißt, wovon ich spreche, weil
du im Gesundheitssystem arbeitest und dich an der
ein oder anderen Stelle wiedererkennst; vielleicht
weil du selber mal Patient oder Patientin warst
oder jemanden kennst, der ein Krankenhaus bereits
von innen gesehen hat.*

*Dieses Buch ist für alle und deshalb ist es auch allen
gewidmet.*

*Ganz besonders aber ist es für meine Patientinnen
und Patienten, die mich geprägt und inspiriert haben.
Und für alle Assistenzärztinnen und Assistenzärzte:
Haltet durch! Es wird zwar nicht wirklich besser,
aber anders. Und eines Morgens werdet ihr mit
einem Lächeln aufwachen und feststellen: Dieser
Beruf ist alle Kraftanstrengung wert.*

INHALT

EIN PAAR WORTE VORWEG ...

Ich gehöre wohl auch zu denen, die auf Arztserien reingefallen sind. Stets gutgelaunte, bildschöne Menschen in blütenweißen Kitteln finden sämtliche noch so seltene Diagnosen heraus und retten jeden Tag Unmengen von Patienten, die sich im Anschluss überschwänglich bedanken. Achtung Spoiler: Alles gelogen. Aber das erfuhr ich erst, als ich das erste Mal als Studentin im Pflegepraktikum ein Krankenhaus betrat. Es hatte nichts von Ruhm und Ehre, Glorie, Professor mit weißem Kittel und goldenen Manschettenknöpfen. Zwischen überfordertem Pflegepersonal, die fünf Patientenklingeln gleichzeitig bedienen müssen, kaputtsparenden Controllern, für die Krankenhäuser Wirtschaftsunternehmen sind, und schlechtgelaunten Assistenzärztinnen mit Augenringen – stand ich. Was mich bei der Stange hielt, wusste ich damals nicht. Noch nicht. Es war wohl der unterbewusste Wunsch zu helfen. Menschenleben zu retten. Tatsächlich. Aber das erfuhr ich erst viel später, in einer harten Schule. Wenn du das Studium geschafft hast, meinst du, du bist die Größte. Ärztin, dachte ich ... wie das klingt! Großartig. Die Freude über das bestandene Examen hielt nur kurz an. Der erste Dienst kam mir vor wie ein Fallschirmsprung ohne Schirm, und bis heute ist mir nicht klar, wie ich, geschweige denn die Patienten überlebt haben. Danach folgte die Ernüchterung. Schicksale, die ich niemals erwartet hatte. Körperliche Erschöpfung, emotionale Überforderung, immense Last unter der erdrückenden Verantwortung. Das ist real. Das hat nichts mit Arztserien zu tun. Wohl eher mit der Frage: Warum tut sie das? Warum entscheidet sich jemand bewusst dafür? Die Frage habe ich mir oft gestellt. Als ich neben dem emotionalen Stress auch unter Schlafstörungen und Magenschmerzen litt und mich irgendwann in einem Erschöpfungszustand wiederfand. Und erst recht, als ich nach einem Notarzt-Einsatz eine Posttraumatische Belastungsreaktion hatte. Das alles zwischen selber Mutter werden, Beruf und Familiendramen, geschlossenen Kitas und schlaflosen Nächten.

Aber dann ist da doch dieses eine Gefühl. Wenn du wirklich jemandem geholfen hast. Wenn du wirklich ein Leben gerettet hast. Es ist das schönste Gefühl der Welt. Es wiegt alles auf.

Ich liebe Menschen. Ich liebe das Leben. Und es gibt daher keine Alternative. Mein Herz ist die Medizin. Mein Leben ist die Medizin. Und ich bin dankbar dafür, dass ich Ärztin werden durfte. Dieses Buch ist mein Herzensprojekt, denn ich bekomme die Möglichkeit zu zeigen, was ich in meinem Beruf bisher erlebt habe. Und was jeden Tag millionenfach auf der Welt passiert: in Krankenhäusern, in Notaufnahmen, beim Rettungsdienst. Ich bin dankbar für die Chance, zu zeigen, was es bedeutet, Ärztin zu sein, und euch einen Blick auf die andere Seite zu gewähren. Hinter die Kulissen. Nach diesem Buch werdet ihr vielleicht einiges nicht mehr so sehen wie vorher. Und die Dinge (anders) verstehen. So wie ich nach jedem Erlebnis nicht mehr dieselbe war und sich mein Blick auf viele Dinge geändert hat. Und deshalb möchte ich euch ermutigen, euch darauf einzulassen. Danke, dass ihr euch die Zeit nehmt. Danke, dass ihr dabei seid.

Auf der Suche nach einem geeigneten Buchtitel kam mir immer wieder das Wort »Herz« in den Sinn. Wahrscheinlich, weil es naheliegt, dass Medizin, Emotionalität, persönliches Handeln und Gefühle damit zu tun haben. Ein aus zwei Kammern und zwei Vorhöfen bestehendes, autark schlagendes Organ, welches das Blut durch unseren Körper pumpt. Es kann tachykard (schnell) oder bradykard (langsam) schlagen, seine Erregung breitet sich von den Vorhöfen vom Sinusknoten, ausgehend über den AV-Knoten und die HIS-Bündel weiter auf die Kammern aus. Es kann stolpern, gefährlich flimmern oder einfach nur stillstehen. Und dann ist es aus. Aber interessanterweise hatte ich diese Assoziationen und Vorstellungen nicht, als ich über Herz als Titel nachdachte. Ich spürte etwas anderes. Warum kann unser Herz eigentlich so viel mehr als schlagen im anatomischen Sinne? Es kann hüpfen, schmerzen, trauern, lieben, jubeln. Es kann uns zur Verzweiflung bringen und versteinern. Und es kann brechen. Und das tatsächlich. Das *Broken Heart Syndrom* fühlt sich an wie ein Herzinfarkt, es ist schmerzhaft und wird oft durch emotionalen Stress ausgelöst. Das zeigt, dass man Gefühle und körperliche Symptome oft nicht trennen kann.

Aber das Herz ist so viel mehr als ein Muskel, umgeben von Gefäßen. Es ist das, was vor allem in der hochtechnisierten Medizin, die mittlerweile so vieles kann, ständig untergeht. Weil es keinen Raum mehr gibt für Menschlichkeit, Gefühle, Emotionen, Schicksale. Ich habe schon so viele Herzen gesehen, die stehen geblieben sind. Und damit meine ich nicht die Reanimation im Schockraum, sondern vielmehr den emotionslosen Umgang mit der »Ware Mensch« oder die gespaltenen Persönlichkeiten, vor allem beim ärztlichen Personal. Der Druck der Wirtschaftlichkeit. Der Stress, der es einem auf Dauer versucht zu verbieten, jeden Patienten als wertvolles Individuum zu sehen, mit eigenem Anrecht auf Respekt, Zeit und Zuwendung abseits der medizinischen Versorgung.

Ich arbeite in einer Notaufnahme. Ich habe eine Intensivstation betreut. Ich bin unterwegs als Notärztin. Nirgendwo sonst ist die Grenze so schmal zwischen Glück und Unglück, Hoffnung und Segen. Leben und Tod. Sekunden entscheiden. Ein Herzschlag entscheidet. Und im besten Fall schlägt das Herz des Arztes für den Patienten. Das wünsche ich mir.

Das Herz spielt also eine große Rolle und dennoch habe ich mich für einen anderen Titel entschieden. Denn in jeder Geschichte gibt's immer irgendwie etwas fürs Herz. Nein, *Eine für alle* sollte es sein, denn dieser Titel zeigt, dass wir Ärztinnen und Ärzte, vor allem in der Notfallmedizin, immer auf alles gefasst sein müssen. Oder besser: auf jeden. Wir sind für alle da und wir suchen uns unsere Patientinnen und Patienten und unsere Fälle nicht aus. Sie kommen einfach zu uns: mitten in der Nacht, während der Mittagspause, wenn wir gerade traurig sind oder mit einem Eis in der Sonne sitzen.

Ich möchte reale Einblicke in den Arztberuf geben. Intensivstation, Schockraum, Notarzt-Einsätze: Was genau passiert da eigentlich? Wie sieht der Alltag in einer Notaufnahme aus? Gibt es den überhaupt? Was passiert in einem Schockraum, wer arbeitet da und welche Fälle werden dort betreut? Was geschieht, wenn ein Notruf bei der Feuerwehr eingeht? Ich nehme euch mit auf meine Schicht und erkläre euch, was wir da genau machen. Und was ich dabei denke und fühle. Wie es in mir tatsächlich aussieht, auch wenn es niemand sieht. Emotionen, Situationen, Gedanken, die fernab sind von der heilen Arztserienwelt, sondern eher an den »ganz normalen« Wahnsinn grenzen, und dennoch zeigen, warum sich der ganze Stress lohnt. Es ist und bleibt der schönste Job der Welt! In diesem Job – und das möchte ich euch in diesem Buch zeigen – weißt du nie, was passiert. So wie ich ständig ohne Vorbereitung mit neuen Situationen konfrontiert werde, werde ich auch euch konfrontieren. Gerade noch in der Notaufnahme finden wir uns plötzlich im Notarzteinsatzfahrzeug, dem NEF, wieder. Während wir uns in einem Moment freuen, weil eine Geschichte ein schönes Ende gefunden hat, wartet unmittelbar danach ein schreckliches Erlebnis auf uns. Ihr wisst nie, was euch erwartet. Hinter jeder Tür, durch die ich als Notärztin gehe, wartet ein neues Schicksal. Jeder Mensch, der die Notaufnahme betritt, bringt seine eigene Geschichte mit. So wie alle, die unter Lebensgefahr auf einer Trage in den Schockraum geschoben werden. Mein Leben als Ärztin zwischen Notaufnahme, Intensivstation und Rettungsdienst hat kein Drehbuch, es ist die pure Improvisation. Es gibt keine Regisseurin, vielleicht so etwas wie Schicksal oder Zufall. Genau so überraschend wie mein Arbeitsalltag ist, soll euch dieses Buch mitnehmen und überraschen. Alle Geschichten beruhen auf wahren Begebenheiten, die ich erlebt habe. Die Namen oder Örtlichkeiten sind vielleicht geändert oder die Geschichte wurde so umgeschrieben, dass sie nicht unmittelbar auf einen konkreten Einsatz schließen lässt. Denn ich bin Ärztin. Ich habe Schweigepflicht. Ich würde daher niemals Patientendaten erkennbar machen. Der ein oder andere Kollege aus dem Rettungsdienst und der Notaufnahme wird sich vielleicht wiedererkennen. Namen oder Personen sind aber zufällig gewählt. Ich möchte euch teilhaben lassen an meinen Momenten, um zu zeigen, dass mein Job nichts mit Halbgöttin in Weiß oder Neongelb zu tun hat. Er ist verdammt hart. Und verdammt schön. Ich würde keinen einzigen Patienten missen wollen. Manchmal hätte ich mir einen anderen Ausgang, ein Wunder, eine helfende Hand, die rettende Eingebung gewünscht. Aber ich habe niemals daran gezweifelt, dass es der wohl für mich einzige Beruf ist, der mehr ist als das. Eine Berufung. Das, wofür mein Herz schlägt.

Bevor ihr nun mit mir auf diese Reisen geht, möchte ich euch warnen. Das, was ich erlebe, ist nicht nur sehr oft blutig und schlimm, es ist mitunter eklig, abstoßend und schockierend. Manches mag man auf nüchternen Magen vielleicht nicht lesen, einiges eignet sich nicht als Lektüre kurz vor dem Einschlafen. Einige Geschichten sind traurig und tragisch, sie machen betroffen oder rühren an unsere

Ängste. Immer dann bekommt ihr eine Triggerwarnung.

All diese Gefühle gehören zum Leben. Aber es gibt auch Schönes, wenn zum Beispiel jemand lächelnd die Notaufnahme verlässt. Lustiges, wenn wir uns vor Lachen in einem Einsatz kaum noch zusammenreißen können, und Nützliches: Wann rufe ich die 112? Wie formuliere ich eine Patientenverfügung? Woran erkenne ich Diabetes? Wie zeigt sich eine Posttraumatische Belastungsstörung? Und vieles mehr. Denn: Wissen kann auch Leben retten! Und ihr seid vor Ort, der Notarzt kommt immer später. Aber seht selber. Denn darum geht es mir in diesem Buch. Ich möchte, dass ihr genauso unvorbereitet seid wie ich es (meistens) bin. Kommt einfach mal mit in den Schockraum.

SCHEISS JOB

»Mann, was haben Sie für 'n scheiß Job«, grinst der Typ zynisch, als er in Handschellen vom Rettungsdienst in den Schockraum gebracht wird. Ein Notarzt, drei Notfallsanitäter, drei Polizisten, zwei Schwestern, eine Assistenzärztin und ich. »Staraufgebot.« Er lacht gekünstelt.

Es ist 23.14 Uhr, und ich wollte eigentlich gerade nach Hause gehen. Eigentlich. Wie so oft. Als der Rettungsdienst anruft und einen Patienten ankündigt, der unzählige Tabletten genommen hat, ändere ich meine Pläne. Wie immer. Pläne sollte man abschaffen. Also statt gemütlicher Feierabend: Endoskopie. Ich hatte die »Endo«, wie wir sie liebevoll nennen, bereits zusammengetrommelt: Kommt mal schnell, der Notarzt bringt gleich irgendwas mit Tabletten. Und da muss man natürlich in den Patienten hineinschauen, um zu erfahren, was sich im Magen an Tabletten angesammelt hat. Daher die Endoskopie, zu der man auch die entsprechende Mannschaft braucht. Die Kollegin am anderen Ende des Telefons hatte sich sofort gemeinsam mit ihrer Pflegekraft in Bewegung gesetzt, um uns im Schockraum zu unterstützen. Da sind wir nun alle. Und auf der Trage liegt er. Gutaussehend, groß, mein

Alter. Mitte bis Ende dreißig. Der Notarzt reicht uns seinen Wohnungsschlüssel. Auch der Schlüssel eines teuren Autos baumelt am Schlüsselring. Er ist sichtlich genervt. Genauso wie die Polizisten. Leute, die sich umbringen wollen, machen nämlich immer Arbeit. Psych-KG, Handschellen, das ganze Prozedere ...»Psych-KG kommt«, konstatiert der Notarzt. Laut Psychisch-Kranken-Gesetz können psychisch kranke Menschen, die sich selbst oder andere gefährden, in akuten Fällen auch gegen ihren Willen in einem psychiatrischen Fachkrankenhaus untergebracht werden. Und Selbstgefährdung ist hier ja nun ganz offenkundig der Fall. 24 Stunden Freiheitsentzug sind damit also gesetzt.

»Was ist passiert?«, frage ich einen der Polizisten. »Seine Schwester hat ihn mehrfach telefonisch nicht erreicht, da hat sie uns informiert. Er hat die Tür nicht aufgemacht. War wohl nicht der erste Suizidversuch. Also Gefahr im Verzug. Wir haben die Tür aufgebrochen. Wohl noch rechtzeitig, er hatte die Tabletten gerade erst geschluckt.«»Und warum die Handschellen?«, hake ich nach. »Er war mega aggressiv, wollte auch nicht mitkommen, da blieb uns nichts anderes übrig.«»Gerade noch rechtzeitig«, denke ich. Das erklärt seinen Zustand. Er ist zwar etwas müde, aber die Wirkung der Tabletten ist noch nicht eingetreten. Zum Glück.

Der Polizist ist ganz bemüht und möchte wissen, ob ich noch Hilfe benötige, immerhin war der Mann schwer renitent. Zumindest war er das zu Hause. Irgendwie verständlich, wenn du gegen deinen Willen mitgenommen wirst.

»Moment noch«, sage ich und drehe mich zu dem Mann

um. Ich kenne ihn nicht, auch der Name ist zweitrangig, aber irgendwas ist da zwischen uns. Eine spezielle Chemie. »Ich kann die Handschellen abmachen?«, frage ich ihn. Er nickt. Ich glaube ihm und schaue den Polizisten an. Der zuckt mit den Schultern und nimmt ihm die Dinger ab. Unser Patient scheint zunehmend müder zu werden und somit eindeutig umgänglicher.

»Mann, was haben Sie 'nen scheiß Job«, wiederholt er. »Ich will mich umbringen, und Sie müssen mich retten. Verkehrte Welt, was? Aber ich sag Ihnen: Ich meine es ernst. Erst Tabletten, dann wollte ich mir einen Dolch ins Herz rammen. Damit es endlich vorbei ist. Ich ertrage das nicht mehr. Offenbar aber nicht heute. Da haben *die* mir jetzt einen Strich durch die Rechnung gemacht«, raunt er in Richtung des Rettungsdienstes.

Ich glaube, ich höre nicht richtig. Alter Schwede. Dolch ist 'ne Hausnummer. Ich habe schon einige Selbstmorde oder Selbstmordversuche als Ärztin gesehen. Vereinfacht gesprochen, kann man sagen, je brutaler ein Mensch sich umbringen möchte, desto ernster ist es ihm. Also zum Beispiel: Säge, Springen, Erhängen, Erschießen und Erstechen. Diese Menschen haben keine Angst oder sind wirklich so entschlossen, dass meist der eine Versuch reicht. Die, die Tabletten nehmen oder es mit Gas, Kohlegrill oder laufendem Automotor versuchen, um sich mit Kohlenmonoxid zu vergiften, haben tatsächlich oft mehrere gescheiterte Versuche hinter sich, da in diesen Fällen der Tod ja nicht unmittelbar, sondern erst verzögert eintritt. Ich habe da oft den Eindruck, sie riskieren es, gefunden zu werden. Es ist mehr eine Art Hilferuf. Ich habe schon einige, in Augen der Suizidenten, fehlgeschlagene Versuche betreut. Schlimm sind die, die schiefgehen. Also jene, die zum Beispiel aus dem Fenster springen, sich alle Knochen brechen, querschnittsgelähmt sind und dann erst recht einen langen und noch härteren Weg vor sich haben. Oder eben die, die durch Sauerstoffunterversorgung des Gehirns bleibende Schäden davontragen. Einer meiner furchtbarsten Einsätze war ein Zeitsoldat, der sich vor einen Zug geworfen hat, was ihn beide Arme gekostet hat, weil er sich in Fahrtrichtung auf die Gleise gelegt hatte. Er überlebte schwer verletzt. Ohne Arme.

In solchen Situationen bin auch ich hin- und hergerissen zwischen Mitgefühl und Wut. Da gerate ich dann in einen ordentlichen Anschiss-Modus. Denn sich vor einen Zug zu werfen ist aus meiner Sicht extrem unfair der Zugführerin oder dem -führer gegenüber. Ich habe schon von einigen gehört, die danach nie wieder ihren Beruf ausüben konnten. Verständlich. Und da kann ich mir eine anständige Standpauke manchmal nur schwer verkneifen.

Aber zurück zu meinem Patienten. Hat er gerade Dolch ins Herz gesagt? Er hat Dolch ins Herz gesagt. Dolch ist echt 'ne Ansage. Der meint es ernst. Oder tut er nur so?

»Sie mag ich«, wendet er sich mir zu. »Ich mache alles mit, fangen Sie an.« Ich bin fassungslos, lasse mir aber natürlich nichts anmerken. Ich habe jetzt keine Zeit für Small Talk und gehe stoisch mein ABCDE durch. Es gibt ein Schema zur Versorgung von Schwerverletzten, das folgende Behandlungsschritte umfasst:

A	Atemwege (bzw. Sicherung dieser)
B	Beatmung (und alles was damit zu tun hat)
C	*circulation* (Sicherung eines Minimalkreislaufs)
D	neudeutsch Disability (also die neurologische Beurteilung)
E	*environment* (oder wie ich immer zu sagen pflege: E wie Einfach alles andere)

Also los: Atemwege frei, keine Tabletten im Mund, beidseits Atemgeräusche, Kreislauf stabil, EKG unauffällig. »Ultraschall auch«, ruft meine Assistenzärztin. Keine freie Flüssigkeit in Bauchraum oder Brustkorb. Keine im Herzbeutel. »Blutentnahme erledigt, Rest auch«, so die Schwester. Gut, Zugänge wären also drin, Monitoring komplett. Ich drehe mich um. »Wir legen jetzt eine Magensonde. Und gleich gibt's eine Magenspülung.« Ich schaue ihn an. Abseits von Technik und all den Dingen, die noch anstehen, blicke ich in seine Augen. Sie wirken traurig. Leer. Verzweifelt. »Wieso das alles?«, frage ich ihn. »Scheiß Job«, murmelt er. »Stress, Familie, Depression.« So langsam komme ich aus meinem Trott und realisiere, was hier eigentlich gerade passiert. Während er sich völlig entspannt die Magensonde einschieben lässt und wir jetzt bereits Unmengen an blauem Zeug absaugen, merke ich, wie er irgendwas in mir auslöst. »Scheiße«, sage ich. »Du bist doch 'n toller Typ. Was soll das? Und die Dosis! Letal. Mann, Junge, das kann tödlich enden.« Was für ein blöder Satz von mir! Sollte es ja auch! Aber der Wunsch des Patienten interessiert in diesem Fall niemanden. Mich am allerwenigsten. Er ist nicht geschäftsfähig, also muss ich handeln. »Wir holen jetzt alles raus, was geht, vielleicht haben wir Glück.« »Glück habe ich nur, wenn ich es nicht gebrauchen kann.« Stille. In diesem Moment sagt keiner ein Wort. Die Luft könnte man schneiden. Sein Blick ist leer. Ich versuche mich zu konzentrieren. Auf einmal fängt er an zu lachen. »Mann, hast du 'n scheiß Job.« »Geht«, antworte ich und erwache aus meiner Starre. »Ich mach ihn gerne.« »Merkt man. Ich nicht. Ich bin auch Arzt. Ich sollte eigentlich wissen, wie man sich umbringt. Nicht mal das kriege ich hin.« Bäm! Das hat gesessen. Klingt komisch, aber jetzt macht sein Verhalten irgendwie Sinn. Wir fügen uns. Jeder in sein eigenes Schicksal. Ich muss retten, er muss das ertragen. Weil er weiß, wie das ist, jemanden gegen seinen Willen zu retten. Oder muss ich ertragen? Irgendwie ja. So geht es mir immer und immer wieder. Eine Situation, die sich schwer beschreiben und auch nicht nachvollziehen lässt. Wie ich mich fühle, wenn ich jemanden gegen seinen Willen behandeln muss, weil es mein Job ist. Alles andere wäre Unterlassung und strafbar. Meine Garantenstellung (siehe Seite 56 Weil er per Gesetz gerade nicht entscheidungsfähig ist. Ich schon. Es klingt hart, jemanden, der sich gerade umbringen wollte, nach den Gründen zu fragen. Binnen Minuten neben der medizinischen auch eine seelische Einschätzung des Patienten durchzuführen – mir bleibt keine Zeit. Ich kann keine emotionale Bindung zulassen und Therapiegespräche führen. Auch ich muss funktionieren. Das ist meine Aufgabe. Retten. Um jeden Preis. Unabhängig von meiner Gefühlslage, denn die tut hier nichts zur Sache. Warum auch. Ich bin Ärztin. Ich habe keine Gefühle. Nicht im Schockraum.

Nicht im Einsatz. Danach darf ich fühlen. Manchmal mehr, als mir lieb ist.

Wir werden über 100 Tabletten eines Antidepressivums finden, ihn stabil auf die Intensivstation verlegen, es wird alles gutgehen und er wird schon zwei Tage später in die Psychiatrie verlegt werden. Was bleibt aber, ist der Anblick, den ich nie vergessen kann. Den ich ertragen musste. »Mann, was haben Sie einen scheiß Job.« Ich verstehe, was er meint. Es geht nicht um das Medizinische, um das Arzt sein. Um das Retten, um die Medikamentengabe. Es geht um etwas anderes. Den Anblick eines gestandenen Mannes, der nur mit OP-Hemd bekleidet, zusammengekauert wie ein Häufchen Elend auf einer Schockraumtrage zittert. Der am Ende ist. Der eigentlich alles hat. Auf den ersten Blick. Dessen Blicke mir so viel sagen, den ich einfach nur in den Arm nehmen möchte. Dessen Schicksal mich noch länger beschäftigen wird, weil ich mich irgendwie wiedererkenne. Ich kenne diese Situationen, in denen man am Ende ist. Wenn man einfach nicht mehr kann. Weil man wochenlang Dienste geschoben hat und Dinge gesehen oder erlebt hat, die einem sehr nahegehen, und vielleicht sogar einen Fehler mit Folgen begangen hat. Es geht um Menschen. Dass wir Ärztinnen und Ärzte auch Menschen sind, wird leider oft vergessen. Wenn die Not-Situation vorbei ist, sehe ich nicht mehr nur die Intoxikation, den Blutdruck, die EKG-Kurve, den Patienten. Ich sehe den Menschen. Ist das eigentlich alles zu ertragen? Für viele eben nicht. Jeder hat eine andere Grenze. Seine war offenbar überschritten. Ich glaube, so geht es vielen. Ärzten, Ärztinnen, Schwestern, Pflegern, Rettungsdienstpersonal.

Und warum endet es für manche so? Treiben wir es bis zum Äußersten? Hören wir nicht auf uns? Beachten wir die Warnungen nicht? Ich weiß es nicht. Vielleicht hat einfach jeder eine andere Schmerzgrenze.

Es ist Visite, der Alltag ruft. »Weißt du eigentlich, auf was du dich da eingelassen hast?«, frage ich meinen Studenten. Er sieht so klein und unschuldig aus. »Voll cool. Leben retten und so«, seine Augen strahlen. Er hat keine Ahnung. Muss er auch nicht. »Du musst noch viel lernen«, sage ich. Aber er weiß nicht, wie ich das gemeint habe. Er denkt, es geht ums Bücherlesen und Auswendiglernen. Aber das, was wir brauchen, steht in keinem Medizinbuch. Das erzählt einem nämlich niemand. Oder es glaubt einem keiner. Oder beides.

Ärztinnen und Ärzte am Limit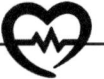

Zahlreiche Erhebungen (vom Statistischen Bundesamt bis zum Ärzteblatt) zeigen, dass pro Jahr angeblich zwischen 100 und 200 Ärzte in Deutschland Suizid begehen. So genau kann die Statistik das nicht beziffern und die Dunkelziffer ist hoch. Doch selbst wenn wir von »nur« hundert Menschen ausgehen, heißt das, alle drei bis vier Tage nimmt sich ein Arzt in Deutschland das Leben.

Medizinerinnen und Mediziner weisen eine höhere Suizidrate auf als die Allgemeinbevölkerung. Und das ist empirisch belegt. Depressive Störungen und Substanzabusus (Tabletten, Alkohol, Drogen) sind die häufigsten Ursachen für einen Freitod. Ärztinnen und Ärzte stehen unter einem enormen Stress: unzählige Überstunden, die ständige Konfrontation mit Leiden und

Tod, die große Verantwortung, der erhöhte Stresslevel und eine Burn-out-Symptomatik bringen sie an den Rand der Belastungsfähigkeit. Und das ist einem gnadenlosen Gesundheitssystem geschuldet. Zu wenig Personal und immer wieder: Einsparungen. Der Burn-out, also der Zustand tiefer emotionaler, körperlicher und geistiger Erschöpfung, ist bei Medizinern keine Seltenheit. Am Ende des Burn-outs steht oft eine Depression. Sie geht mit Niedergeschlagenheit, Interessenverlust und mangelndem Antrieb einher. Diese Krankheitszeichen lassen sich auch bei einem fortgeschrittenen Burn-out beobachten.

Egal, ob Ärztin, Krankenschwester, Bauarbeiter, Managerin oder Verkäuferin: Wer depressive Verstimmungen hat und so verzweifelt ist und glaubt, dass sich das Leben nicht mehr lohnt, der braucht dringend Hilfe.

Und die gibt es für jeden von uns:

Telefonseelsorge: 0800/111 01 11

Nummer gegen Kummer: 116 111 (Kinder- und Jugendtelefon)
0800/111 05 50 (Elterntelefon)

Scheiß Job: das waren die Worte des Kollegen. So sehe ich das nicht. Aber ihr werdet den Menschen, der da verzweifelt und lebensmüde in meinem Schockraum gelandet ist, im Laufe des Buches vielleicht mehr und mehr verstehen. Sicher hat auch er sich diesen Job alles andere als scheiße vorgestellt, als er als junger Assistenzarzt im weißen Kittel stolz durch die Krankenhausflure rauschte. Aber die Ernüchterung lässt nicht lange auf sich warten. Der dauernde Spagat zwischen Hoffnung und Wirklichkeit kann einen fertigmachen. Hoffnung ist etwas Schönes, aber die

Möglichkeit einer Enttäuschung lauert leider immer im Hintergrund. Und wenn die Realität deine Hoffnung mehr als einmal brutal zerstört hat, dann musst du schon ein dickes Fell haben. Ich weiß, wovon ich spreche. Ich hab ja irgendwann mal angefangen, und auch meine Lehrjahre waren keine Herrenjahre.

#verunsichert

Ich weiß nicht, ob es richtig ist, was ich tue. Ich stehe alleine am Patientenbett und muss Entscheidungen treffen. Ich entscheide über Therapie, Konzepte und manchmal sogar über Leben und Tod. Und vielleicht bin ich nicht nur verunsichert, vielleicht habe ich einfach tierische Angst, einen Fehler zu machen.

WARUM ICH DEN ARZTBERUF AN DEN NAGEL HÄNGEN WOLLTE

Ich bin müde, als zum fünften Mal in dieser Nacht das Telefon schellt. »Augen auf bei der Berufswahl«, denke ich und weiß nicht genau, wer ich bin und warum ich hier eigentlich im Dunkeln liege. Ach ja, ich bin es. Und es ist 3.43 Uhr. Ich liege in einem Bett, das bei jeder Hotelbewertung durchfallen würde, in einem Raum, der mehr einer Abstellkammer als einem Zimmer ähnelt. Die Schreibtischlampe, die keine ist, weil es hier ja gar keinen Schreibtisch gibt, hat den Geist aufgegeben. Schon wieder. Während ich versuche, den Lichtschalter zu finden, taumele ich gegen den Schreibtischstuhl, der ja keiner ist, weil es keinen Schreibtisch gibt, und stoße mir den kleinen Zeh. »Scheiße«, murmle ich.

»Bitte was? Caro, bist du dran?« Tja, da hatte ich wohl schon den Hörer abgehoben.

»Ja, was ist denn?« Schwester Karina bittet mich nochmal auf die Intensivstation. »Dem Patienten in Zimmer 3 geht es nicht gut, komm schnell!«

»Ich komme, lass mich eben nur meine Hose richtigrum anziehen«, stammele ich und renne mit halb offenem Reißverschluss den Weg zur Intensivstation. Zum dritten

Mal nach 24 Uhr. Wenn Karina anruft, dann laufe ich los. Ohne Rückfragen. Sie ist eine von den Schwestern, die mir schon verdammt oft den Allerwertesten gerettet hat. Kennt sich aus, macht den Job schon ewig. Ich bin erst im ersten Weiterbildungsjahr und zufällig auf die Intensivstation versetzt worden – wegen Personalmangels. Nach sechs Jahren Studium und Freude über Staatsexamen und Approbation hat mir keiner verraten, was dann folgen würde. Ich bin 28 Jahre alt und versuche gerade, bestmöglich im Klinikalltag zu überleben. Privatleben habe ich sowieso keines, und die Miete könnte ich mir auch sparen, weil ich ja so gut wie im Krankenhaus wohne. Wobei »wohnen« einen falschen Eindruck vermittelt. Als Dank für mein Engagement erhalte ich wegen guter Führung mehr Dienste, als mir lieb ist, und Lob gibt es in Form von Überforderung, da mir Aufgaben zuteilwerden, die noch weit außerhalb meines Ausbildungsstandes sind. Zusammengefasst geht es mir also wie jeder anderen Assistenzärztin. »Keine Sorge, du schaffst das schon«, haben sie gesagt. Aha. Gut, dass es Karinas gibt. Also zurück zu ihr auf Station.

Ich bin seit 16 Stunden im Dienst, fühle mich angeschlagen und hatte heute einen echt miesen Tag. Wenn du schon vor dem ersten Kaffee den ersten Schockraumalarm hast, weißt du, Murphys Gesetz schlägt zu: es ist *Freaky Friday*. Ich stapfe die Treppen rauf und suche vor der Intensivstation meinen Transponder. Na klar. Der liegt natürlich noch im Dienstzimmer. Was auch sonst.

»Na, wieder den Schlüssel vergessen?«, fragt mich Tobi, einer der Intensivpfleger, der heute auch Nachtdienst hat, als ich schlaftrunken an der Wand vor der Gegensprechanlage lehne.

»Ne, ich schelle nur so.« Ich bin genervt. Ich betrete das Zimmer und sehe Karinas Stirn in Falten liegen. Das verheißt nichts Gutes. Der laute Alarm des Beatmungsgeräts und des Monitors ist besser als jeder Wecker. Jetzt bin ich wach.

»Ich kriege keine Luft mehr rein«, sagt sie und fummelt an Kabeln, Beatmungsschlauch und dem Beatmungsgerät rum. Ich weiß nicht, ob sie sich gerade sortiert oder ihre Hilflosigkeit kompensiert. »Ich habe schon alles versucht, aber der Patient lässt sich einfach nicht beatmen!«

Vor mir liegt er. Hat sich nicht zum Arzt begeben wollen, als er beim Fußball mit Bauchkrämpfen zusammengesackt ist. Ist lieber nach Hause gegangen, um sich eine Wärmflasche auf den Bauch zu legen. Darmperforation mit Peritonitis, Bauchfellentzündung also. Kam im septischen Schock auf den OP-Tisch. Will heißen: Hat einen Darmdurchbruch verschleppt, die Bakterien haben sich im Bauchraum verteilt und zu einer Blutvergiftung geführt. Prognose: nicht gut. 37 Jahre alt, verheiratet, zwei Kinder. Sechs und vier Jahre. Den ganzen Tag habe ich bereits mit dem Patienten und um ihn herum verbracht. Ins CT, in den OP, aus dem OP zurück und auf die Intensiv. Neue zentrale Katheter, Medikamente angepasst, Antibiotikum. Mein Tageswerk: »die Peritonitis« − bloß keine emotionale Bindung aufbauen. Jetzt ist er beatmet und bekommt Kreislauf unterstützende Medikamente. Zumindest war er beatmet, bis Karina angerufen hat. Irgendwas stimmt hier nicht. Konzentrier dich, Carola. Okay. Fangen wir oben an.

Tubus. Also der Beatmungsschlauch. Undicht? Brodelt es? Ich schaue auf den Schlauch. Mist. »Karina, der ist raus, der hängt nur noch bei zehn Zentimeter!«

Ein Tubus liegt in der Regel etwa je nach Größe des Patienten zwischen 22 und 26 Zentimeter tief, von der Zahnreihe aus gemessen bis in die Luftröhre hinein. Dann liegt er genau so, dass er vor der Aufteilung der Luftröhre in die beiden Hauptbronchen platziert ist. Ziel ist es, die rechte und linke Lunge gleichmäßig beatmen zu können. Liegt er zu tief, ist er meist in den rechten Hauptbronchus gerutscht, da dieser anatomisch nicht so steil abgeht wie der linke. Dann wird nur die rechte Lunge beatmet. Deshalb hören wir nach der Intubation immer die Lunge ab und kontrollieren so die Tubuslage. In diesem Falle wäre die rechte Lunge also besser gewesen als rausgerutscht. Karina wird blass. Ich werde blass. Das war der Patient, der so schlecht zu intubieren war! Heute im OP musste mein Oberarzt helfen. Oft haben Menschen anatomische Gegebenheiten, die eine Intubation erschweren. Eine kleine Mundöffnung zum Beispiel, ein fliehendes Kinn oder einen kurzen Hals. All das kann dazu beitragen, dass, wenn man mit dem Laryngoskop (Larynx = Kehlkopf) den Kehlkopf und die Stimmritze bestimmen möchte, dies nur schwer gelingt. Hier ist also der Tubus raus. Hängt irgendwo auf Höhe der Stimmritze. Ich realisiere: Gleich bekommen wir ein Problem.

»Intubation vorbereiten!«, brülle ich und wähle hastig die Nummer meines Oberarztes im Hintergrund. Gott sei Dank gibt es den Retter in der Not. Während die Assistentinnen und Assistenten vor Ort sind, gibt es zumindest immer den Facharzt und die Fachärztin im Hintergrund, die zwar zu Hause sind, aber jederzeit in die Klinik kommen, wenn sie gebraucht werden. So wie in diesem Fall. Ich stelle auf laut. Das Letzte, an das ich mich erinnere, ist, dass ich schreie, er solle sofort losfahren. Ab da weiß ich nichts mehr. Tunnel.

Also, mal kurz erklärt: Was versuchen Karina und ich hier eigentlich? Eine Intubation ist das Einführen des Tubus (Beatmungsschlauch) über Mund oder Nase bis in die Luftröhre. Das ist zumindest das, was wir tun sollten. Was aber eben leider nicht klappt. Katastrophe!

Ich funktioniere mechanisch: Narkose vertiefen, Maskenbeatmung, Intubationsversuch. Ich schaffe es nicht. Ich kann die Stimmritze nicht einsehen. Ich bekomme den Tubus einfach nicht rein. Die Sättigung fällt weiter, der Herzschlag wird langsamer, und ich stehe wie gelähmt und starre auf den Monitor und dann auf die Fotos der Kinder des Patienten. Die hat seine Frau heute liebevoll auf der Fensterbank platziert. Ein weißer Rahmen, auf den die Kinder Pappherzen geklebt haben. Eins mit Mama, eins mit Papa. Der Sohn sitzt auf einem roten Bobbycar, die Tochter klammert sich an einen Teddybären.

»Carola, tu was, der stirbt gleich, der bekommt keine Luft mehr!«, schreit Karina mich an. Träume ich? Sie schubst mich zur Seite und greift sich die Beatmungsmaske. »Drück auf den Beutel. Na, mach schon!« Ich folge ihren Anweisungen. Ich bin handlungsunfähig. Mein Kopf ist leer. Das Einzige, was ich denke ist: Wie erklärst du das den Kindern? Handeln kann ich nicht. »Carola! Carola!!! Hey, aufwachen!«, ruft sie und stößt mich an. »Drück auf den Beutel. Drück einfach auf den gottverdammten Beutel!!«

Wir bekommen Sauerstoff in den Patienten, und als nach 20 Minuten mein Oberarzt eintrifft und übernimmt, taumele ich zur Seite und hocke mich in die Zimmerecke auf den Boden. Bei ihm scheint es kein Problem gegeben zu haben. Vielleicht habe ich es auch nur nicht gemerkt. Der Patient ist intubiert, und das Beatmungsgerät tut sein Übriges. Karina lagert den Kopf des Patienten. Nachdem die Situation sich stabilisiert hat, kommt er rüber. Er sagt nichts. Hält mir seine Hand hin und hilft mir auf. Es ist 5.15 Uhr. »Kaffee?«, fragt er. »Ich bleib dann wohl direkt hier.«

In der Stationsküche schüttet er mir Kaffee ein, setzt sich neben mich und sagt immer noch nichts. Ich zähle mittlerweile die Hunde auf der Stationstischdecke. »Willst du reden?« Schweigen. »Scheiße, mir wäre gerade fast ein Familienvater verreckt.« »Die Peritonitis« heißt nämlich Marcel, der Sohn Timo und die Tochter Charlotte. Und seine Frau Kim. Menschen aus Fleisch und Blut. Eine Familie, die um Mann und Vater bangt. Seit einer Woche liegt Marcel schon auf der Intensivstation. Er hat mehrere OPs überstanden, war immer nur kurz in Narkose und hat es bislang ganz gut verpackt, leider musste er heute erneut operiert werden. So ist das oft, denn manchmal halten Nähte vielleicht nicht so, wie sie sollen, gerade, wenn Gewebe entzündet ist. Ich mag ihn. Er hat immer Scherze gemacht. Und mir Vorträge gehalten, dass echte Männer nicht zum Arzt gehen und so. Dieser Mann ist eben nicht nur »die Peritonitis«. Ich schaue hoch. »Bitte keinen Anschiss jetzt«, bekomme ich noch raus, dann heule ich los.

Ich weine nicht, ich heule. Schluchzend erzähle ich meinem Oberarzt, dass ich unfähig bin, besser was anderes machen sollte, Menschen wegen mir sterben würden, ich keine Ahnung hätte und dass, wenn Karina nicht gewesen wäre, Marcel jetzt tot wäre, weil *ich* es nicht hinbekommen hätte. Er schweigt. Hört sich meinen fünfminütigen Monolog bereitwillig an und schenkt Kaffee nach. »Scheiß Gefühl, oder?« Pause. »Und nein, du bekommst keinen Anschiss. Du hast alles richtig gemacht. Du hast mich angerufen. Carola, du machst das hier jetzt seit acht Monaten. Es ist ein Unding, eine Berufsanfängerin so einem Druck auszusetzen. Aber so ist das System. Ich bin auch froh, dass Karina da war, aber diese Situationen werden dir noch häufiger begegnen. Begeh jetzt nicht den Fehler und stell deine Tätigkeit in Frage, weil man dich Situationen aussetzt, die du gar nicht bewältigen kannst. Du bist eine gute Ärztin.« Ich wische mir die Tränen weg. »Der wäre gestorben – wegen mir«, sage ich leise.

»Ohne dich beziehungsweise das Krankenhaus und die Ärzte hier wäre er das schon lange«, fährt der Oberarzt fort. »Bis zu diesem Moment hast du ihm geholfen. Die Therapie heute den ganzen Tag über hast du doch gut gemacht. Das Gespräch mit der Frau, das hast du geführt. Du hast dich gekümmert. Vergiss das nicht.«

Ich denke nach. Ist ein System richtig, das solche Prozesse nutzt, beziehungsweise sie sogar verlangt, weil wir Ärztinnen 24 Stunden durcharbeiten müssen? Wo Berufsanfänger und Anfängerinnen aufgrund von Personalmangel überfordert werden? Und ja, ich bin über-fordert.

Hier geht es um Menschen. Und dann erwartet man von mir kleinen Assistenzärztin, Probleme zu lösen, von denen ich noch nicht einmal wusste, dass sie überhaupt auftreten können? Nach einer weiteren halben Stunde Schweigen ist es 6.48 Uhr. »Komm, wir gehen zur Frühbesprechung.« Benommen folge ich ihm mit gesenktem Kopf. Karina treffe ich auf dem Flur, sie hat Feierabend. Sie lächelt mich an. »Danke«, flüstere ich. Sie nickt. Ich bin müde, frustriert, traurig, überfordert, hungrig und genervt. Ganz schlechte Kombination. Und während mein Oberarzt so vor mir her läuft in seinem ausgeblichenen Kasack und den viel zu großen OP-Latschen mit ungemachten Haaren weiß ich: Er braucht keinen weißen Kittel. Er trägt dieses Oberteil, was eigentlich vor allem vom Pflegepersonal getragen wird. Er weiß, dass er gut ist. Und das reicht ihm. Er muss mich nicht anschreien, um sich besser zu fühlen. Er hat mir Kaf-fee eingeschenkt. Er hat mich aufgebaut. Er ist anders als die anderen. Wenn ich mal groß bin, will ich auch so sein. Die Ärztin, die anders ist. Ich möchte später meinen Assis-tenten aufhelfen, ihnen Kaffee einschenken. Sie aufbauen. Sie zu guten Ärzten machen. Damit sie so werden wie er.

Ich fahre nach Hause und kann nicht schlafen. Die Nacht hängt mir in den Knochen. Ich starre an die Decke. Ich verwerfe den Gedanken, nicht mehr Ärztin sein zu wollen. Ich wollte das immer machen. Ich bin gut. Aber noch in der Ausbildung. Also darf ich Fehler machen. Im-merhin gibt's den Oberarzt. Ich schlafe ein. Kurz schrecke ich nochmal hoch. Irgendwann bin ich die Oberärztin!

Was ist, wenn ich die Situation nicht händeln kann, wen rufe ich dann? Den Chef! Ich lache laut. Die Chefin! Die muss es ja schließlich können. Aber nicht mehr jetzt, nicht mehr heute. Jetzt wird geschlafen.

#erleichtert

Ich bin gerade dem wohl schlechtesten prank aufgesessen, den es auf Intensivstationen gibt. Ich glaube, diesen bösen Streich muss jeder Assistenzarzt mal über sich ergehen lassen. Spoiler: Ich bin reingefallen.

Die Patientin in Zimmer 3 ist wie erwartet gestorben. Und bevor ein Patient in die Prosektur kommt, also quasi in die Kühlung, um vom Bestatter abgeholt zu werden, wird zeitversetzt, meist eine Stunde später, wenn die sicheren Todeszeichen ausgeprägt sind, noch eine Leichenschau durchgeführt und der Totenschein final ausgefüllt.

Die Dame aus Zimmer 3 ist also gestorben, und von Stefan und Hendrik, die wohl weltbesten Pfleger, in Zimmer 9 gebracht worden. So weit, so gut. Ich beende meine Visite, als der Pizzabote klingelt. Es ist 22.30 Uhr, die warme Pizza kommt. Kein Notfall weit und breit. Das bedeutet also Geburtstag, Ostern und Weihnachten zusammen. Warme Pizza, pünktlich essen. Großartig. Ich setze mich in die Stationsküche und suche aus den duftenden Papierboxen jene mit der Nummer 29. Thunfisch, doppelt Käse. Meine. Ein Fest.

Nur Simone, eine Kollegin aus der Pflege, hat Zeit, mit mir zu essen, die anderen sind aktuell noch beschäftigt.

Ich beiße also gerade genüsslich in das erste Stück Pizza, als plötzlich die zentrale Monitorüberwachung von Zimmer

9 anspringt, die vom Stationsstützpunkt aus einsehbar ist.

Uns entgeht nichts, auch nicht beim Genuss einer saftigen

Pizza Tonno. Zimmer 9? Die tote Patientin? Mir bleibt der

Bissen im Halse stecken. Piep, piep, piep ... Mit 80 Schlägen

pro Minute tackert die Sauerstoffsättigungskurve bei

98 Prozent fröhlich vor sich her.

Ich verschlucke mich an der Pizza, hechte gegen den

Küchentisch und reiße fast die grässliche abwaschbare

Blumentischdecke runter, während ich, meinen rechten OP-

Schuh verlierend, in Richtung Zimmer 9 renne. Ja, renne.

Ich weiß, das ist arbeitsschutztechnisch nicht gestattet. Aber

das interessiert mich doch jetzt nicht!

Völlig aufgeregt stoße ich die Tür von Zimmer 9 auf und

hechte hinein. »Bitte lächeln«, *ruft Stefan und kann sich*

kaum noch halten vor Lachen. Und zack löst die Handy-

kamera aus. Den Clip vom Monitor, der den Puls überwacht,

trägt Hendrik an seinem Zeigefinger. »Reingefallen!«, *lacht*

er. Der Trick klappt wirklich immer. Na klasse. Jetzt hänge

auch ich mit meinem blöden Gesichtsausdruck am Stations-

kühlschrank. Diese Art des Humors gibt's eben nur hier.

Mann, bin ich erleichtert. Wenigstens ist die Pizza noch

warm. Na wartet, Jungs. Wer zuletzt lacht ...

Okay, vielleicht denkt ihr jetzt: Erleichtert? Wieso ist sie

erleichtert? Müsste sie sich nicht freuen, dass die Patientin

doch noch lebt? Eine Ärztin, die den Auftrag hat, Leben zu

retten und erhalten?

Nun ja, tatsächlich ist es für Ärzte die schlimmste Vorstel-

lung, dass ein Mensch, der für tot erklärt wurde, wieder

aufwacht. Einen schlimmeren Fehler kann man ja kaum

machen. Und es gibt sie ja, diese Fälle von »Wiederauferstehung« (und ich meine nicht die aus der Bibel). Deshalb ist es umso wichtiger, dass der Arzt wirklich nur dann den Tod bescheinigt, wenn sichere Todeszeichen vorliegen, also Totenflecke, Totenstarre oder Fäulnis. Aber dazu kommen wir noch.

AUF DER INTENSIVSTATION

Wart ihr schon mal auf einer Intensivstation? Ich hoffe, nicht. Das heißt nicht, dass ich Intensivstationen nicht mag. Ganz im Gegenteil. Ich bin froh, dass es sie gibt. Denn natürlich ist es gut für die Patientinnen und Patienten, dort zu sein. Wenn man auf der Intensivstation landet, geschieht es ja nicht ohne Grund und ist deshalb in dem Moment das Beste, was den Menschen passieren kann. Aber es ist kein Ort, genauso wie der Schockraum (um den geht es später ausführlicher), wo man Juchhuu schreit und ihn unbedingt auf seiner persönlichen Places-to-be-Liste haben möchte.

Also ich bin jedenfalls froh, dass ich hier arbeite und nicht liege, und das ist auch die Rückmeldung der Patienten – zumindest von denen, die noch sprechen können und nicht einen Plastikschlauch in der Luftröhre haben, über den circa zwölf bis 20 Mal pro Minute gewichtadaptiert ein gewisses Atemzugvolumen reingedrückt wird. Bedeutet, jemand, der 50 Kilogramm wiegt, wird natürlich anders beatmet als eine Person mit 100 Kilogramm Lebendgewicht. Fakt ist, dass die Menschen, die eine Intensivstation von innen kennen, dort entweder Patient waren oder zu Besuch. Beides taugt allenfalls nicht nur zu solidem Halbwissen, sondern auch zur Abschreckung. Logisch. Daher möchte ich euch zunächst mal etwas über die Intensivstation erzählen. Spätestens seit der Coronakrise haben wir täglich die Begriffe Intensivstation, Intensivmedizin, Intensivbetten gehört oder gelesen.

Die Intensivmedizin ist ein medizinisches Fachgebiet, das sich mit Diagnostik und Therapie akut lebensbedrohlicher Zustände und Krankheiten befasst. Hier können Leben gerettet werden. Und wer dort arbeitet, ob pflegerisch oder ärztlich, weiß ganz genau, was sie oder er da tut. Was aber machen wir hier eigentlich?

Klar, hier werden nur Menschen mit schweren bis lebensbedrohlichen Krankheiten oder Verletzungen behandelt. Dazu gehört auch die Betreuung und intensivmedizinische Überwachung nach umfangreichen und schweren Operationen. Herzinfarkt oder Schlaganfall, eine schwere Lungenentzündung, Schädel-Hirn-Trauma oder innere Verletzungen. Alles Fälle für die Intensivstation.

In Deutschland ist die Intensivmedizin kein eigenständiges Fachgebiet, aber ein Bereich, in dem man sich qualifizieren kann und muss. Zumindest, wenn man so wie ich den Wunsch hatte, sich dort zu spezialisieren. Fachärzte (z. B. Anästhesisten, Chirurgen, Internistinnen, Kinderärztinnen, Neurochirurginnen) können nach einer zweijährigen Weiterbildung nach abgelegter Prüfung zum Titel die Zusatzbezeichnung Intensivmedizin führen. Eine gute Intensivstation braucht aber genauso dringend gute Intensivpflege.

Aber wie wird man eigentlich Intensivpflegerin beziehungsweise -pfleger? Nach einer dreijährigen Ausbildung zur Gesundheits- und Krankenpflegekraft kann man sich zur Fachkrankenpflegekraft für Intensivpflege weiterbilden. Diese Ausbildung dauert berufsbegleitend zwei weitere Jahre. Meistens wird eine Berufserfahrung von zwei Jahren vorausgesetzt, davon sollten mindestens sechs Monate im Bereich Intensivstation oder Anästhesie erlangt worden sein. Somit ist klar: Intensivpfleger haben also insgesamt sieben Jahre Praxis auf dem Buckel, wenn sie dort eingesetzt werden. Die können was. Sie können mehr als Patienten waschen und von einer Seite auf die andere drehen. Dafür muss man nicht jahrelang lernen und sich fortbilden, theoretisch und praktisch. Arzt und Pflegekraft arbeiten auf der Intensivstation Hand in Hand. Die eine kann nicht ohne den anderen. Und viele ärztliche Aufgaben werden heutzutage auch regelmäßig von den Pflegekräften übernommen. Gerade junge Ärzte und Ärztinnen sind oft überfordert, weil sie aus Personalmangel viel zu früh auf der Intensivstation eingesetzt werden. Ich habe das ja selbst erlebt.

Der einzige »Vorteil« als Jungmediziner ist, dass man aufgrund mangelnder Berufserfahrung nicht ansatzweise weiß, was alles schiefgehen kann, welche Probleme entstehen können oder wie groß eigentlich die Verantwortung ist, die man auf seinen Schultern trägt. Wäre man dessen gewahr, würde man wohl weinend diese Station ganz schnell wieder verlassen. Umso wichtiger sind erfahrene Intensivpflegekräfte, die wissen, was sie tun, und im besten Fall die junge Assistensärztin nicht verprellen, sondern mit Gefühl anleiten. Ein Arzt bemüht sich, die

Fassung zu bewahren, und lernt respektvollen Umgang mit den Pflegekräften, den er hoffentlich ein Leben lang beibehält. Und das beruht dann auf Gegenseitigkeit. Die Intensivstation ist ein eigener Kosmos. Mit Physio- und Ergotherapeuten und Logopädinnen.

Die Stationsassistenten kümmern sich um Telefondienst, das gesamte Bestellwesen, das Aufnahme- und Verlegungsmanagement. Hinzu kommt das Servicepersonal, das zum Beispiel für Reinigung der Bettplätze und Transporte zuständig ist. Einer für alle. Alle für einen. Gemeinsam versuchen wir, Leben zu retten und Leid zu lindern. Zu organisieren, verlegen, aufzunehmen, zu trösten.

Der Alltag auf einer Intensivstation ist hart, jeder Handgriff muss sitzen und die Zeit arbeitet oft gegen uns. Nicht zu vergessen: die menschlichen Schicksale, die mit jedem einzelnen »Fall« verbunden sind. In einem OP-Hemd sind alle gleich, und jedes Leben ist wertvoll. Wir unterscheiden nicht nach Versicherungsstatus oder Herkunft. Mein Tag beginnt um sieben Uhr. Und ich kann euch versichern, die Kollegen, die kurz vor Dienstende die Patientinnen und Patienten übergeben, können während der Visite nach 24 Stunden kaum noch die Augen offen halten. Ja, eine Schicht dauert einen ganzen Tag lang. Das Interessante ist die Deklaration als »Bereitschaftsdienst«. Tatsächlich haben wir eigentlich nur knapp neun Stunden Dienst, offiziell, danach sollen wir uns bereithalten. Und nur so bekommen wir das auch vergütet. Gehalt gibt's für neun Stunden, wir sind aber de facto 24 Stunden auf *stand by*. Die restlichen 15 Stunden arbeiten wir für einen geringeren Lohn. Es gibt natürlich auch Ärzte und Ärztinnen, die auf Intensivstationen im Schichtsystem arbeiten, aber dann braucht man deutlich mehr Personal. Und das ist wie überall Mangelware. Ich jedoch arbeite im Bereitschaftsdienst und bin rund um die Uhr da, verlasse niemals die Station, bekomme dies aber nicht vollständig vergütet.

Und jetzt fragt ihr euch vielleicht: Hä? Warum? Weil das anders arbeitsrechtlich überhaupt nicht möglich wäre. 24 Stunden durcharbeiten – das gibt kein Arbeitszeitgesetz her. Deshalb: Schlupfloch Bereitschaftsdienst. Kein Mensch würde so arbeiten. Nur wir sind so blöd. Nun könnte man denken, okay, die schlafen ja auch sicher zwischendurch, und die übrige Zeit wird mit den Kollegen gequatscht und Kaffee getrunken. Von wegen. Ich erinnere mich an eine Situation, wo sich meine Kollegin nach 24 Stunden Herzchirurgischer Intensivstation während der Röntgenbesprechung an den Monitor festgekrallt hat, damit sie nicht umfiel. Nach einem Dienst ohne Pause, weil zwei Patienten an der ECMO (Herz-Lungen-Maschine nach OP) nachbluteten und alle parallel auf Trab gehalten haben. Ich habe so mit ihr gefühlt, wie sie sprichwörtlich mit letzter Kraft versuchte, sich zu konzentrieren. Und dann stand da auf einmal dieser Oberarzt vom Kaliber arrogantes Arschloch und gab süffisant ein »Einmal noch Assistenzarzt sein, was für ein Leben« zum Besten. In der Umkleide, sie wäre beim Umziehen fast eingeschlafen, sagte sie dann zu mir: »Am liebsten wäre ich dem mit dem nackten Arsch ins Gesicht gesprungen.« Mein Kommentar: »Belohnen wolltest du ihn auch noch?« Wenigstens konnten wir noch herzlich lachen.

Aber es gibt eben auch die schönen Beispiele, Kolleginnen und Kollegen, die Mitgefühl zeigen und sehen, wenn man auf dem Zahnfleisch geht. In einer Nacht konnte ich mich kaum noch aufrechthalten, aber an Hinlegen oder Ausruhen war nicht zu denken, weil ich bei einem kritisch kranken Patienten bleiben musste. Die Schwester schaute mich nur an und baute umgehend liebevoll die Thekla (ein Pflegestuhl) neben dem Patienten auf, dazu brachte sie mir eine Decke, Kissen und Wasser. So konnte ich zwischendurch wenigstens mal dösen.

Es gibt eben Patientinnen und Patienten, denen weicht man nicht von der Seite, weil es tatsächlich manchmal einfach nicht möglich ist. Das ist die Intensivstation. Für Außenstehende ein Wust aus Technik, Kabeln und schlafenden Kranken. Für uns ist es eine medizinische und körperliche Höchstleistung. Sicher nicht immer, aber oft. Daher wäre es natürlich schön, man hätte es immer mit einem kollegialen, empathischen Arbeitsumfeld zu tun, aber da ist es bei uns nicht anders als auf Baustellen, in Behörden oder Fabriken. Es gibt Kollegen, die sollte man von der Steuer absetzen, als außergewöhnliche Belastung. Also: Es gibt die Guten und – sagen wir mal – die weniger Guten.

Da ich als Anästhesistin arbeite, habe ich mit Patienten nach Operationen zu tun. So hatte ich in einem Teil meiner Ausbildung das Vergnügen mit Chirurginnen und Chirurgen jeglichen Fachgebiets und Kalibers. Mal mehr, mal weniger große Kaliber. Die größten, oder zumindest die, die sich dafür halten – es muss an der Lupenbrille liegen –, sind die Herzchirurgen. Als Anästhesistin hat man oft das Problem, dass solche ›Größen‹ einen nur als eine Art Dienstleister wahrnehmen. Und das zeigen sie auch, je nachdem mit welcher Persönlichkeitsstruktur man es zu tun hat. Ich habe schnell festgestellt, dass an dieser Stelle jedwede Diskussion nur Zeitverschwendung ist und man tatsächlich eher brilliert, in dem man gute Arbeit macht. Und das wissen die »guten« Chirurginnen und Chirurgen dann zu schätzen. Aber da muss man erstmal hin. Manchmal dauert es. Und in der Zeit muss man dann viele Atemübungen machen oder den Frust an Sandsäcken rauslassen.

Erfreulicherweise gibt es auch immer die andere Seite. Während meines fachfremden Jahres in der Kardiologie, das ich absolviert habe, um mich noch weiter in diesem Bereich fortzubilden, hatte ich das unglaubliche Glück eines großartigen Chefs, der fachlich eine Koryphäe ist und vor dem alle tiefen Respekt haben. Obwohl er im Herzkatheterlabor mit Kleidung, die ihm viel zu klein ist, Röntgenhaube, Brille und Schürze aussieht wie Quack, der Bruchpilot. Das tat seiner Kompetenz keinen Abbruch. Er hat mein Potenzial gesehen und gefördert, und so hatte ich die Möglichkeit, die Intensivstation zu übernehmen und auf links zu drehen. Er hat erkannt, dass ich gut organisieren kann, und mich schalten und walten lassen. Das gibt es nicht oft.

Ein derart fachübergreifendes Grundvertrauen, in dem die Medizin und nicht die eigene Fachrichtung ganz oben steht. Bis heute bin ich ihm nicht nur dankbar, sondern schätze ihn als einen meiner größten Mentoren, als Arzt und Mensch. Dort habe ich dann auch Internistinnen und

Internisten in der Intensivmedizin kennengelernt. Auch hier gibt es natürlich die unterschiedlichsten Persönlichkeiten. In den weißen Kitteln oder blauen Kasacks stecken Menschen mit Stärken und Schwächen. Keine Halbgötter. Große Egos oder kleine Wichtigtuer. Einfühlsame, sympathische, cholerische, liebenswerte oder ätzende Typen. So wie im richtigen Leben. Für mich die schönste Erfahrung war aber tatsächlich, alle Seiten erleben zu dürfen, die fachlichen und die menschlichen. Denn bei allem, was man tut, lernt man immer dazu. Und zwar nicht nur Dinge, die man umsetzen möchte, sondern auch einiges, was man sich besser nicht abschaut. Positive Vorbilder und abschreckende Beispiele. Und daraus ergibt sich dann die eigene Handlungsweise. Und je mehr man sieht, desto mehr kann man mitnehmen. Denn das Ziel bei allem ist, dem Patienten oder der Patientin die beste Versorgung zukommen zu lassen. Womit wir wieder beim Thema wären. Also zurück zu einem »typischen« Tag auf der Intensivstation ...

Starten wir mal mit der Morgenvisite: Wir marschieren in ausgeblichenen grünen, blauen oder pinken Schlabber-OP-Kasacks los. Wir, das sind Stationsleitung, Pflegerinnen, Chef-, Ober- und Assistenzärztinnen und -ärzte unterschiedlicher Fachrichtungen, je nach Intensivstation. Die Patienten liegen inmitten von vielen technischen Geräten, es brummt und piept, ruhig ist es hier nicht. Die meisten Menschen sind an Schläuchen und Maschinen angeschlossen und oft kaum ansprechbar. Wir scharen uns ums Bett, schauen, wie es um sie bestellt ist, versuchen, ihn oder sie anzusprechen, und Ärzte und Pflegepersonal berichten, was sie zu sagen haben. Wie war die Nacht? Hat die Patientin Schmerzen? Und die weitere Vorgehensweise wird besprochen. Dann zieht die Mannschaft weiter. Zum nächsten Patienten. Der Betrieb auf der Station geht unterdessen wie gewohnt weiter. Regelmäßig werden Puls, Blutdruck oder Sauerstoffsättigung der Patienten geprüft und die Medikation kontrolliert. Kolleginnen und Kollegen füllen Medikamentenschränke auf, bestücken die Wagen für den Wäschewechsel oder wechseln Katheter.

Der Patient in Zimmer 12 ist unruhig und die diensthabende Ärztin muss nach ihm sehen. Bei der Patientin auf Zimmer 4 muss Schleim aus dem Rachen abgesaugt werden, damit sie weiteratmen kann. Irgendwo piept es laut, eine Pflegerin läuft los. Alarm! Aber es hat sich nur der Überwachungsclip vom Finger gelöst. Oder der Alarm ist real, und dann geht alles einstudiert weiter: Notfallwagen. Problem erkennen, behandeln, das Schlimmste verhindern.

Eine Intensivstation hat einen präzise organisierten Ablauf: Frühschicht, Spätschicht, Nachtdienst, Übergabe. Diagnose und Therapie. Medikation und technische Überwachung der Vitalfunktionen. Aber es ist eben eine Intensivstation und somit wird dieses System natürlich auch immer wieder durch akute Notfälle torpediert. Dann muss das ganze Team von jetzt auf gleich hochprofessionell reagieren – ohne dass der »normale« Ablauf davon beeinträchtigt werden darf.

Wenn ich also von meinen eindrücklichsten Erlebnissen auf der Intensivstation berichte, so muss immer klar sein, dass im »Hintergrund« viele andere schwer oder lebensbedrohlich kranke Patienten nach wie vor ebenfalls betreut werden müssen. *Business as usual.* Aber zwischendurch gibt es Notfälle. Wir arbeiten also in einer Art Krisengebiet, wo jederzeit mit neuen Katastrophen zu rechnen ist. Und wenn du gerade glaubst, du hättest alles im Griff und es kehrt etwas Ruhe ein ... weit gefehlt. Spätestens dann geht der Reanimationsalarm los oder jemand stellt gerade für immer das Atmen ein ... oder war es doch ein Fehlalarm? Man weiß ja nie ...

Aber irgendwann ist Schichtwechsel, bei uns Ärzten und Ärztinnen wie gesagt meist erst nach 24 Stunden, dann erfolgt die Übergabe und wir schlüpfen aus unserer blauen, grünen oder pinken Uniform. Feierabend. Stress, schlimme Erlebnisse, menschliche Schicksale und persönliche Betroffenheit bleiben, und jede und jeder von uns geht anders damit um.

#frustriert

Ich habe seit drei Wochen meine Freunde nicht gesehen. Ich habe den Wettkampf meiner Tochter verpasst und das erste Flötenvorspiel meines Sohnes. Ich habe es nicht einmal geschafft, die Wohnung sauber zu machen und einzukaufen. Seit drei Wochen schiebe ich durchgehend Dienste, weil Kollegen krank und wir unterbesetzt sind. Weil es keinen anderen gibt, der die Dienste macht. Ich kann nicht mehr schlafen, weil mein Körper nicht mehr weiß, ob Tag, ob Nacht ist, ob Sonne oder Sterne am Himmel stehen. Wann ich das letzte Mal regelmäßig und gesund gegessen habe, weiß ich auch nicht. Und die täglichen drei Liter Wasser, die ich meinen Patienten empfehle, habe ich schon seit Wochen mit Sicherheit nicht mehr zu mir genommen. Ich bin Assistenzärztin auf einer Intensivstation, und ich dachte, wenn ich Ärztin werde, wird das nicht so. Ich wusste nicht, dass ich sowohl mein Hungergefühl als auch meinen Drang, auf die Toilette zu gehen, weitgehend ausblenden kann und mein Leben mit meiner Unterschrift auf dem Arbeitsvertrag der Klinik übergeben würde. Ich wusste nicht, dass ich statt einer Ausbildung abgestandenen Kaffee und kalte Pizza erhalten würde. Dass statt tollen Erlebnissen, Stolz und Zufriedenheit Wechselschichten, Schlaflosigkeit und Dokumentationspflicht in mein Leben treten. Ich bin frustriert, ich hab keine Lust mehr.

AUF DEM OP-TISCH STIRBT MAN NICHT

Deinen ersten Toten vergisst du nicht. Dieser Satz hat sich in meinen Kopf gebrannt. Ich hörte ihn das erste Mal vor circa zwölf Jahren aus dem Mund meiner damaligen Oberärztin. Seitdem begleitet er mich durch meinen Arbeitsalltag. Und mittlerweile gebe ich ihn auch meinen Studentinnen oder Assistenten, Schwestern und Pflegern mit auf ihren Weg. Ich erinnere mich noch genau an die Situation. Ich war blutjunge Assistenzärztin, 27 Jahre alt. Mein Studium hatte ich gefühlt gerade erst abgeschlossen und arbeitete seit wenigen Wochen im Krankenhaus. An diesem Tag sollte ich die Intensivstation kennenlernen. Neben all den Kollegen, die dort arbeiteten, sollte ich vor allem Einblicke in die Abläufe, die Gepflogenheiten und Zuständigkeiten erhalten. Kennenlernen. Hört sich gut an. Mal ein bisschen gucken. Eine Art Schnupperkurs. Aber das Leben schnuppert eben nicht nur, manchmal beißt es sofort zu. So hatte ich mir das alles nicht vorgestellt ...

Ich stehe wie paralysiert auf der Intensivstation.

Die Tür geht auf, und die angekündigte OP kommt durch die Tür.

Die »angekündigte OP«, das muss ich vielleicht kurz

erklären, ist kein Patient, der auf der Intensivstation operiert werden soll. Es ist ein Patient, der gerade aus dem OP kommt, er wurde also schon operiert. Ich weiß nicht einmal, wie der Patient heißt und was operiert wurde. Niemand hat hier die Zeit, von Herrn Krause zu sprechen, der bei der Gartenarbeit einen Herzinfarkt erlitten hat, oder von Frau Mustermann, die auf ihrem Fahrrad von einem abbiegenden LKW übersehen wurde. *Too much information.* Wir beschränken uns auf das Wichtigste.

Es klingt abfällig, wenn wir über »die Galle«, »das Pankreas«, »die Leber« oder »die Hüftprothese« sprechen. So aber sprechen wir untereinander. Der Mensch dahinter wird zweitrangig. Wir konzentrieren uns auf das Problem. Es ist vielleicht eine Art Selbstschutz; wir *möchten* uns mehr mit dem Problem als mit dem Menschen identifizieren. Deshalb hier: die angekündigte OP. Vor mir ein Schlachtfeld. Blutüberströmte Pfleger, ein kommandierender Anästhesist, ein aufgeschnittener Patient, vollgestopft mit Bauchtüchern, aus dem das Blut weiter rinnt. Eine Blutspur säumt ihren Weg. Sie schieben den Patienten über den Flur durch die Tür in meine Richtung. Ich bin mir nicht sicher, ob ich träume, denn ich sehe sie rennen und schreien, höre aber nichts. Ich komme mir vor wie in einem Vakuum. Abgekapselt von allem. Ich kenne natürlich Arztserien, TV-Krimis und Filme, in denen das Blut nur so spritzt und Regisseure sich mit derartigen Szenen überbieten. Aber das, was hier geschieht, habe ich noch nie gesehen. Live. In Echtzeit. Kein Film, außer der, der vielleicht gerade vor meinen Augen abläuft. Es ist real.

So hatte ich mir das nicht vorgestellt. Kann man sich

das überhaupt vorstellen? Tut man das? Ich weiß es nicht. Malt man sich als junge Ärztin das in bunten Farben aus? Nein, wohl eher nicht. Und wenn, dann sehen diese Bilder anders aus. Nicht so. Der Patient, blass wie die Wand, wie ein Stock liegt er da. Er ist tot. Mausetot. Und ich stehe im Türrahmen der Intensivstation und will schreien. Ich kann nicht. Meine Stimme versagt. Ich verstehe nicht, wieso er massenweise Bluttransfusionen bekommt, ein Pfleger auf ihm drauf sitzt und seinen Brustkorb drückt, um ihn wiederzubeleben. Warum schreien alle durcheinander und brüllt der Anästhesist immer wieder »Supra«?

Suprarenin ist ein Medikament, das zum Beispiel bei Herz-Kreislauf-Stillstand verabreicht wird. Es wird eingesetzt, um bei einem starken Blutdruckabfall den Blutdruck wieder zu steigern oder überhaupt das Herz wieder zum Schlagen zu bringen. Der Wirkstoff Epinephrin ist mit dem natürlich vorkommenden Hormon der Nebenniere identisch, und das kennen alle: Adrenalin. Rauscht Adrenalin durch unseren Körper, dann geht was. Unser Blutdruck und die Leistungsbereitschaft steigen, Energiereserven werden mobilisiert.

Also, eine Portion Adrenalin ist durchaus sinnvoll. Nur warum jetzt und hier? Klar, bei einer Reanimation brauchen wir Adrenalin, aber einen Toten reanimiert man doch nicht weiter? Er ist doch tot. Wieso sieht das denn keiner? Hier hilft kein Adrenalin mehr, sondern nur ein Wunder. Das Schauspiel verlagert sich vom Flur ins Zimmer. An mir vorbei fahren der Patient auf der OP-Trage, der Pfleger, auf ihm drauf sitzend, ein brüllender Anästhesist, die OP-Schwester, die die Bluttransfusionen hält, und der Anästhesiepfleger, der versucht, Infusionsständer und Beatmungsgerät zeitgleich zu koordinieren.

Ein unglaubliches Spektakel. Ich bin fassungslos. Plötzlich steht meine Oberärztin hinter mir und legt die Hand auf meine Schulter. »Alles okay?«, fragt sie. Ich zucke zusammen. Nichts ist okay.

»Was tun die da?«, stammle ich. »Was soll das? Der Mann ist tot.«

»Ja, das ist er«, sagt sie.

»Und warum hören die dann nicht auf?«

Ich hatte noch nie einen Toten gesehen, schon gar nicht so. Aber wenn ein Mensch diese Erde verlässt und die Seele geht, dann sieht man das. Dieser war gegangen. Ich frage mich selbst bis heute, wie ich das erkannt habe. Es war mein erster Toter. Man sieht es einfach. Ich sehe es.

Ich glaubte bis dato weder an übersinnliche Fähigkeiten oder Ähnliches. Aber es gibt Kräfte, die begreifen wir nicht. Diese habe ich sofort verstanden. Wer gegangen ist, ist gegangen. Wen wir wiederbekommen, war nie ganz weg. Dieser Mensch hier war gegangen.

»Wieso hören die nicht auf?«, schreie ich sie an. Ich merke, wie mir Tränen über das Gesicht laufen.

»Das tun sie gleich«, antwortet sie ruhig. »Wir müssen noch einmal ankabeln.« Ich verstehe nichts.

»Ankabeln? Wieso?«

Die Sekunden kommen mir vor wie Stunden, die Bewegungen in Zeitlupe, die Zeit bleibt stehen. Ich fühle mich wie in einem schrecklichen Theaterstück, in dem ich nie mitspielen wollte.

Als der Patient am Monitor »angekabelt« ist und die

Aufnahme auf die Intensivstation somit abgeschlossen, steigt der Pfleger vom Patienten.

Zeitpunkt des Todes 14.43 Uhr. Die Schwester notiert.

Ich habe das Gefühl, ich wäre nicht anwesend. Als würde ich die Situation von oben sehen. Den stocksteifen, blassen Patienten auf der blutverschmierten Bettdecke. Aufgeplatzt, vollgestopft mit Bauchtüchern. Packing, wie wir das nennen. Unter dem Bett eine Blutlache voller Fußabdrücke von all den Schwestern und Pflegern, die emsig um ihn herum wirbeln. Ein Beatmungsgerät, das einen Toten weiterbeatmet und alle 20 Sekunden einen Alarm abgibt. Und ich in der Tür.

Ich blicke hoch und schaue meine Oberärztin an. Verzweifelt. Ich verstehe es nicht. Wieso fährt man Tote durch die Gegend?

»Auf dem OP-Tisch stirbt man nicht, Liebes.« Ihre sonst so harte Stimme wird weich und persönlich.

»Was heißt das?«, frage ich.

»Der Patient hatte eine gerissene Aorta und kam quasi schon aussichtslos in den OP. Dort wurde versucht, alles zu tun, um ihn noch zu retten, leider vergebens.« Geduldig erklärt sie weiter: »Kein Chirurg bricht gerne eine OP ab, es ist, als ob du das Gefühl hast, nicht alles getan zu haben. Es ist, wie eine Reanimation abzubrechen.«

Ich bin immer noch fassungslos: »Also schnell Bauchtücher rein und rüberfahren? Und solange reanimiert wird, gilt der Mensch nicht als tot?«

Ich verstehe es immer noch nicht. Aber meine Oberärztin nickt: »Schau, wenn ein Mensch auf der Intensivstation stirbt, gibt es ein geordnetes Setting. Die Angehörigen kommen vorbei, der Mensch sieht trotz allem, nachdem er gewaschen ist, in seinem Bett friedlich schlafend aus. Der OP-Saal gleicht in so einem Fall eher einem Schlachtfeld, auf dem es Opfer gibt. Auch wenn es dir jetzt so scheint: Der Patient ist nicht das Opfer ärztlichen Versagens, er hatte einfach keine Chance. Wir können nicht alle retten.«

Ich werde nachdenklich. Die Frage ist doch, ob man ihn überhaupt noch hätte operieren müssen? Muss denn bei infauster (ungünstiger) Prognose immer alles gemacht werden, bis zum bitteren Ende? Muss das so sein? Ist es nicht auch unsere Pflicht, beizustehen und dem Menschen Würde zu geben, auch über den Tod hinaus, anstatt ihn auszustopfen und durch die Gegend zu fahren?

Und bedeutet gute Medizin nicht auch, die Grenzen zu kennen und zu wissen, wann man am Ende ist und wann vielleicht die Ethik, die Moral entscheidet?

»Den ersten Toten vergisst du nicht«, sagt sie zu mir und nimmt ihre Hand von meiner Schulter. Stimmt, den ersten Toten vergesse ich nicht, aber nicht nur wegen des abscheulichen Anblicks eines mit Tüchern ausgestopften Menschen in einer Blutlache, sondern vor allem wegen der aus meiner Sicht fehlenden ethischen Ansprüche oder der fehlenden Zeit für den Menschen in der Medizin. Das wird mir in diesem Moment klar. Unsere Garantenstellung. Was für ein beschissenes Wort. Wenn keine Zeit mehr ist, die Hand des Menschen zu halten und in Ruhe abzuwarten, bis der Tod würdevoll eingetreten und die Seele den Körper verlassen hat, dann hänge ich den Job an den Nagel.

Ein paar Jahre später ereignet sich eine ähnliche Situation. Ich, jetzt selbst Oberärztin, stehe im Schockraum und nehme einen Patienten vom Rettungsdienst unter Wiederbelebungsmaßnahmen an. Toter als tot. Bereits Totenflecken auf dem Rücken. Ein sicheres Todeszeichen. Wir brechen sofort die Maßnahmen ab.

Ich beobachte eine Studentin, die mit gesenktem Blick in der Ecke des Raumes steht. Sie rührt sich nicht. Nestelt nur nervös, fast unsichtbar mit den Händen, die sie tief in ihren Kasacktaschen vergraben hat. Ich glaube, der Anblick hat sie erschlagen.

»Hey«, wende ich mich ihr zu. »Dein Erster?«

»Mein erster was?«, stammelt sie.

»Dein erster Toter? Und dann so unschön?«

Sie schaut mich an. »Ja, mein erster Toter. Was war das?«

»Das war auf jeden Fall keine notärztliche Glanzleistung, denn Tote kriegt man nicht wieder. An dieser Stelle hätte der Bestatter mehr ausgerichtet«, werfe ich ironisch ein. Und realisiere augenblicklich, was ich da gesagt habe. Wie unsensibel. »Tut mir leid. Das war jetzt nicht gerade professionell.« Plötzlich erinnere ich mich an meine Schockstarre auf der Intensivstation und wende mich der Studentin zu. »Komm«, sage ich, während ich meine Hand auf ihre Schulter lege, »ich lade dich auf einen Kaffee ein.«

Wir haben beide Redebedarf. Jeder auf seine Art. Wir verlassen den Schockraum und treffen uns mit Kaffee im Foyer. Gespenstische Leere, als hätte man nur für uns die Eingangshalle geräumt. Ich weiß, wie wichtig solche Momente für uns sind. Sie sind einschneidend. Belastend und prägend. Nun bin ich diejenige, die ihre Hand auf Schultern legt. So schnell kann es gehen. Der gleiche schlechte Film, aber mit vertauschten Rollen.

»Wie geht's dir?« Ich sehe eine Studentin, die sicher mit viel Elan und Idealismus diesen Beruf gewählt hat. Menschenleben retten und Leid lindern, ja, auch heilen. Aber eben nicht nur. Das hier gehört auch dazu. Die brutale Realität.

»Schon komisch irgendwie. Ich fand den Anblick gruselig, befremdlich und missverständlich. Der kalte Schockraum, so viel Technik und die ganzen Eindrücke – und dann bringen die einen Menschen, der schon längst tot ist?«

»Was hättest du gemacht?«, möchte ich von ihr wissen.

»Ich weiß nicht. Ich habe ja noch keine Ahnung von Medizin.«

»Das meine ich nicht«, erwidere ich. »Was sagt dein Gefühl?«

»Wahrscheinlich hätte ich eine Kerze angemacht.«

Ich bin baff. »Du wirst eine gute Ärztin, bewahre dir dieses Gefühl. Und wenn du irgendwann in der Situation bist, dann denke an dieses Erlebnis von heute zurück und mache eine Kerze in Gedanken an. Du kannst Empathie nicht lernen. Sei dankbar, du hast sie. Und der Mensch, den man dir anvertraut, wird es dir danken. Auch über den Tod hinaus.«

Sie lächelt. Na immerhin. »Den ersten Toten vergisst man wohl nicht«, schaut sie mich fragend an. »Nein«, antworte ich. Dann schweigen wir.

... oder warum man oft nicht einfach nichts machen darf.
Bei Übernahme der Behandlung werden wir Ärztinnen und Ärzte
zum Garanten und sind dazu verpflichtet, alles Sachgemäße für
den Patienten zu tun. Oberste Prämisse ist, dass die Behandlung
nicht misslingt. Im Prinzip sichert der Arzt seinem Patienten
eine sachgemäße Behandlung zu. Sonst machen wir uns strafbar.
Doch dazu gehören dann eben auch leider Maßnahmen, die von
außen unsinnig, abstrus oder sogar unmenschlich erscheinen.
Wir dürfen nicht immer einfach die Hand halten und eine Kerze
anzünden. Deshalb müssen wir in bestimmten Situationen einen
Verstorbenen »ankabeln«, ihn reanimieren und die vorgeschrie-
benen Abläufe einhalten. Wir müssen es wenigstens versuchen.
Oft ist es für uns schwierig, ärztliche Professionalität mit der
persönlichen Einstellung in Einklang zu bringen. Ja, tatsächlich
wäre es manchmal besser, nichts zu machen. Denn aufgrund unserer Berufserfahrung wissen wir, ob jemand vielleicht schwer
geschädigt überlebt oder mit großen gesundheitlichen Problemen
weiterleben muss. Aber Ärztinnen und Ärzte müssen eben erstmal alles machen, zumindest bis wir uns einen Überblick ver-
schafft haben, ob es medizinisch Sinn ergibt. Um das Leben zu
schützen und zu erhalten.
Aber ist es immer das, was am sinnvollsten ist? So leiten wir dann
scheibchenweise Maßnahmen ein, den Menschen am Leben zu
erhalten, obwohl wir wissen, dass es aussichtslos ist. Auch bekommen wir leider oft erst viel später die nötigen Informationen
über die Wünsche der Patienten. Und dann erfahren wir: Er oder
sie wollte das alles nicht (siehe auch Patientenverfügung).

DER LETZTE MOMENT

»Ich habe Angst«, sagt die ältere Dame ganz leise, als sie von der Rettungsdienstbesatzung zu uns in den Schockraum gebracht wird. Der Notarzt wird von drei Sanitätern begleitet. Ihre kaum hörbare Stimme wird unter der Maske von 15 Liter Sauerstoff pro Minute, die auf sie eindröhnen, erstickt, überlagert von Monitoralarmen und dem Gerede von gefühlt 100 Leuten, die sich beim Eintreffen dort aufhalten. Frau Sommer atmet schwer und schnell. Hat Fieber. Schweißperlen verhindern, dass die EKG-Elektroden vernünftig kleben bleiben. Sie wirkt durcheinander. Die Augen weit aufgerissen. Zusätzlich zu ihrem weißen Frotteebademantel hat sie nur noch einen Pantoffel an, der andere scheint verlorengegangen zu sein. Der Notarzt macht die Übergabe. Ihr Mann habe den Rettungsdienst alarmiert, weil seine Frau zusammengesackt sei. Kurz sei sie wohl weg gewesen. Der Notarzt berichtet von niedrigem Blutdruck und Fieber. Die Sauerstoffsättigung sei auch eher schlecht gewesen. Nach Einleitung der Therapie mit Sauerstoff, Kreislauf stabilisierenden Medikamenten und Zufuhr von Flüssigkeit habe er sie doch lieber zu uns bringen wollen. Auf der Fahrt habe sie noch über

Bauchschmerzen geklagt. Dann wissen wir, was zu tun ist. Bademantel auf, Schlafanzug aufschneiden, Monitoring dran, EKG, Ultraschall, Abstrich, Zugang legen, Blutentnahme ... Alles läuft parallel im geordneten Chaos. Alle wissen, was zu tun ist. Alle?

»Ich habe Angst«, sagt sie leise.

Das geht unter in unserem hochtechnisierten Cockpit, in dem ich als Oberärztin und Pilotin das Flugzeug steuere und akribisch die Prozesse im Blick habe.

Alles läuft nach Schema. Jede Schwester, jeder Assistenzarzt, jeder Pfleger kennt seinen Platz. Jeder? Nein. Frau Sommer sicherlich nicht. Sie weiß nur, es geht ihr schlecht. Ziemlich schlecht. Und dieses Gewusel und diese Technik, dieser bedrohliche Schockraum das bedeutet wohl, dass es ernst ist. Ziemlich ernst. Nachdem sich die Situation beruhigt hat, bleibt etwas Zeit. Aber erst dann. Und nur kurz.

»Ich habe Angst«, wiederholt sie. Ich nehme ihre Hand.

»Sie haben Angst. Das verstehe ich. Wovor?« Ich versuche einen hoffnungsvollen Blick aufzusetzen.

»Dass es schlimm ist«, flüstert sie.

Ich beuge mich herunter. »Es ist schlimm.«

Dabei belasse ich es. Ich will sie nicht anlügen, aber auch nicht beunruhigen. Ich entscheide mich dagegen, ihr meine Befürchtungen in aller Klarheit mitzuteilen. Ich möchte ihr nicht noch mehr Angst machen und ihr lieber ein Gefühl von Sicherheit vermitteln. Manchmal müssen wir differenzieren zwischen der Wahrheit und dem Nichtssagen. Denn die Wahrheit ändert ja nichts, sondern macht nur Angst. In meiner beruflichen Entwicklung habe ich viele Menschen sterben, erkranken und gesunden gesehen. Und wenn ich sage, dass etwas schlimm ist, bedeutet das für mich so viel wie, dass es wirklich ernst ist. So richtig ernst. Bis hin zum Tod. Das ist schlimm. Auch wenn jeder Patient in der Notaufnahme von sich behauptet, schlimmstens erkrankt zu sein, trifft das nur auf die allerwenigsten zu. Nein, ein eingewachsener Zehennagel nachts um drei ist nicht schlimm, genauso wenig wie Augenjucken oder Brennen beim Wasserlassen. Das hier, das finde ich schlimm.

»Frau Sommer, wir müssen Sie jetzt in Narkose legen. Der CT-Befund hat eine Darmperforation ergeben. Das heißt, der Dickdarm ist an einer Stelle gerissen und der Bauchraum ist voller Luft und entzündet. Die Bakterien haben sich bereits im Blut verteilt. Sie müssen schnell operiert werden«, erkläre ich, wissend, dass das wahrscheinlich der letzte Moment ist, den sie jemals wach erleben wird. »Es wird alles gut«, sage ich.

»Am Ende wird immer alles gut«, antwortet sie und lächelt. Bei der Schwester legt sich die Stirn in Falten. Wir tauschen Blicke aus. Wir wissen, dass ihre Überlebenschancen schlecht stehen. Sie ist extrem kurzatmig, kann kaum noch sprechen, und wir müssten dringend die Narkose einleiten. Hier zählen jetzt Sekunden. Obwohl ich mir natürlich nicht hundertprozentig sicher sein kann, ob sie die OP nicht überlebt, weiß ich tief in mir, dass sie es nicht schaffen wird. Ich möchte, dass sie noch ein Telefongespräch führt. Die Zeit rinnt uns durch die Finger, die Atmung droht zu versagen, aber ich will, dass sie mit ihrem Mann spricht, der zu Hause geblieben ist, weil er selber

59

krank ist.»Möchten Sie Ihren Mann anrufen? Damit er Bescheid weiß?«, frage ich. Sie nickt. Wir holen das Handy aus ihrer Tasche und entsperren es mit ihrem Daumen.

»Carola, die Atmung!« Das ganze Team im Schockraum ist in Alarmbereitschaft, die Narkose muss jetzt und hier eingeleitet werden, denn sie würde den Weg zum OP wahrscheinlich nicht überleben.

»Ich weiß«, sage ich, aber diese Zeit muss jetzt sein. Ich stelle mich ein paar Meter abseits und wähle die Nummer ihres Mannes.

»Holzner, Schockraum«, stelle ich mich kurz vor. »Ihrer Frau geht's wirklich schlecht, sie muss sofort operiert werden. Ich kann nicht versprechen, ob sie das überlebt.« Kurze Stille am Telefon. »Sagen Sie ihr, sie soll sich keine Sorgen machen.« »Ja«, verspreche ich ihm, »das sage ich ihr. Aber ich möchte, dass Sie mit ihr sprechen.« Ich reiche das Telefon weiter. Frau Sommer bekommt die Sätze nur mit größter Mühe heraus.

»Karl? Es ist alles gut«, keucht sie, »und es ist noch Braten im Gefrierer.«

Ich bekomme augenblicklich eine Gänsehaut. Ihr Leben hängt an einem einzigen seidenen Faden, und ihre größte Sorge ist, dass ihr Mann nichts zu essen hat. Wie gerne würde ich sie in den Arm nehmen und ihr für diesen Satz danken. Sie hat meinen allergrößten Respekt, und kurz wünsche ich mir, mich lieber von meinen Gefühlen überwältigen zu lassen, als meine ärztliche Pflicht zu tun. Aber die haben hier im Schockraum eben nur bedingt etwas verloren. Jetzt muss ich funktionieren. Ich kann die Narkose keine Sekunde mehr rauszögern, wir müssen sie für die bevorstehende OP stabilisieren. Frau Sommer gibt mir das Handy zurück. Und während wir die Narkose einleiten, hält die Schwester ihre Hand. Liebevoll und gut zuredend.

»Träumen Sie was Schönes«, sagt der Assistenzarzt und streichelt ihr über die Wange, während er den Beatmungsbeutel auf dem Gesicht platziert. Ich bin stolz auf ihn. Er ist in der Lage, Ruhe und Gelassenheit zu vermitteln, auch wenn ich weiß, dass sein Puls gerade vor Aufregung ansteigt.

»Das werde ich. Danke.« Das sind ihre letzten Worte. Wir schauen uns an. Keiner sagt ein Wort. Und dann verlässt sie unseren Schockraum. Der OP-Saal ist vorbereitet.

Frau Sommer verstarb nach der OP keine 48 Stunden später auf der Intensivstation. Ich weiß nicht, was sie noch mitbekommen hat, wie sie diese Welt verlassen hat. Ich habe aber ein gutes Gefühl. Es war Empathie im Raum, das hat sie sicher gespürt.

Ich würde mir wünschen, dass wir alle mehr auf uns selbst hören und andere so behandeln, wie wir uns wünschen, behandelt zu werden. Meine Oma hat immer gesagt: »Was du nicht willst, das man dir tu, das füg auch keinem anderen zu.« Ich habe das für meinen Alltag, vor allem in solchen Situationen, umformuliert: »Was du willst, das man dir tu, das füg genau so anderen zu.«

Ich schaue meinen Assistenzarzt an: »Ich bin stolz auf dich.«

»Warum?«, fragt er, während er mechanisch den Arztbrief in den Computer eingibt. »Weil die Intubation sofort geklappt hat?«

Ich lächle. »Nein, das war auch 1A! Weil du ein guter

Arzt bist. Der Mensch ist dir wichtig. Nicht die Technik. Behalte das. Alles andere kannst du lernen. Und das wirst du. Da bin ich mir sicher.«

Es ist ein komisches Gefühl, wenn du weißt, dass du wahrscheinlich die letzte bist, die ein Mensch sieht, bevor er seine Augen für immer schließt. Wenn du die letzten Worte mit ihm sprichst, er sich vertrauensvoll in deine Hände gibt, und du weißt, dass du ihn enttäuschen wirst. Wenn die Hoffnung, die es immer gibt, schwindet, weil es eben nur Hoffnung war und das erhoffte Wunder ausbleibt. Ob diese Patienten überleben werden, wissen wir zu diesem Zeitpunkt nicht. Wir hoffen. Wie jedes Mal. Leider täuschen uns unsere Bauchgefühle oft nicht.

Es sind genau diese Situationen, die man nicht lernen kann. Die ich nie lernen werde, weil sie immer wieder anders sind, jedes Mal neu. Was wir aber tun können, ist, beizustehen und zumindest, wenn auch nur für einen ganz kleinen Moment, die Welt anzuhalten und all unser Mitgefühl und unsere Liebe dieser einen Person zu geben. Das ist unsere Aufgabe. Das sind wir nicht nur schuldig, das ist notwendig. Die letzten Sekunden zu dem machen, was sie sind: Ein Abschied für immer. Und dann doch bitte nicht allein im Chaos, sondern mit Mitgefühl und Anteilnahme. Dafür ist immer Zeit. Für jeden von uns. Ich wünsche mir jedenfalls, dass jemand meine Hand hält, wenn es so weit ist. Mir über die Wange streichelt und sich nicht anmerken lässt, wie aufgeregt er selber ist. Wie nahe es auch ihm geht. All das geht manchmal schneller, als man glaubt.

Das lehrt uns unser Beruf jeden Tag aufs Neue. Schätze dein Leben, es ist kurz. Und du weißt nie, wann du vielleicht in deinem »persönlichen Schockraum« landest und Angst hast. Und dann wünschst du dir eine Stimme, die sagt »Es wird alles gut«. Was auch immer das dann heißt.

#traurig

Das Leben ist ungerecht, kurz und grausam. Ich möchte das nicht mehr sehen, jeden Tag aufs Neue. Ich möchte weinen. Manchmal mehr, als mir lieb ist. Weinen ist gut. Trauern ist gut. Manche Tränen heilen. Manche hinterlassen Spuren auf der Seele. Manche werden Narben und bleiben für immer.

DIE NOTAUFNAHME

In der Not frisst der Teufel Fliegen.
Not macht erfinderisch.
Aus der Not eine Tugend machen.

Tja, die Not. Wenn ich mir diese Sprichwörter so an-
schaue, dann habe ich jede darin beschriebene Not schon
mal selbst erlebt. Und zwar genau dort, wo die Not gewissermaßen zu Hause ist: In der Notaufnahme. Ich bin
zwar weder der Teufel und fresse auch keine Fliegen, aber
wenn man nichts hat, dann begnügt man sich mit Dingen,
die man sonst verschmäht. Eine kalt gewordene Pizza zum
Beispiel, die ich eigentlich schon zwei Stunden zuvor essen wollte, mir aber mal wieder ein paar Notfälle dazwischen kamen. Oder ich stürze mich völlig ausgehungert auf
die trockenen Kekse von der letzten Weihnachtsfeier. Dass
Not erfinderisch macht, kann ich auch bestätigen. Denn
erfinderisch bin ich allemal. Wenn wir Ärztinnen, Ärzte
und Pflegerinnen in der Notaufnahme schnell reagieren
müssen, kann ein gewisses Maß an Kreativität nicht schaden. Da muss man sich einfach spontan zu helfen wissen.
Wenn's sein muss auch mit ungewöhnlichen Mitteln.

Erfinderisch sind übrigens auch einige Patienten. Da gibt es sehr pfiffige Exemplare. Sie rufen gerne mal unnötigerweise den Rettungsdienst und lassen sich zu uns kutschieren, weil sie meinen, dann schneller behandelt zu werden. Oder sie geben Schmerzen an, um Betäubungsmittel abzugreifen. Manche brauchen auch einfach nur ein Bett für die Nacht.

Doch bei vielen habe ich auch schon erlebt, dass sie aus ihrer misslichen Situation am Ende etwas Gutes gemacht haben. Die Not ist ein Zustand des Mangels, es fehlt an Lebenswichtigem. Sie beschreibt eine gefahrvolle und lebensbedrohliche Situation. Not kann auch ein seelischer Zustand der Rat- und Hoffnungslosigkeit sein.

Ist jemand in Not, so befindet er oder sie sich in einer besonders schlimmen Lage und braucht dringend Hilfe. Und dann kommen die Menschen zu uns in die Notaufnahme. Oder werden mit dem Rettungstransportwagen (RTW) gebracht, weil sie die 112 gerufen haben und nicht mehr selbst laufen können.

Jedes Krankenhaus verfügt in der Regel über eine Notaufnahme, die meist rund um die Uhr geöffnet ist und in der Akutversorgung geleistet wird. Als Notfall gilt jede Situation, in der eine drohende Gefährdung für die körperliche Unversehrtheit von Menschen eintritt. So die Definition. Kommen wir zur Praxis.

In die Notaufnahme spült das Leben Menschen an, die jetzt sofort dringend Hilfe benötigen. Oder glauben, sie zu brauchen. Denn hier kann man erleben, dass die Definition von Not höchst individuell ist. Eine ganz persönliche Angelegenheit. Manche Menschen finden ein schmerzendes Hühnerauge äußerst lebensbedrohlich, andere werden todkrank oder schwerverletzt eingeliefert und halten das für pure Zeitverschwendung. Da bei uns keine Nummern gezogen werden wie beim Finanzamt, entscheiden wir nach Dringlichkeit. Die Notfälle werden nach ihrem Schweregrad eingestuft. Die richtige Einschätzung der Patientinnen und Patienten, die sogenannte Triage, ist also zunächst die wichtigste Maßnahme an diesem Ort. Es gilt Schädel-Hirn-Trauma vor Hühnerauge sozusagen. Die Patienten werden nach Leitsymptom angeschaut. Luftnot, Brustschmerz, Knochenbruch und dann nochmal, wie schlimm genau die Luftnot quasi ist. Dazu werden erstmal von jedem die Vitalparameter (Blutdruck, Puls, Atemfrequenz und Sauerstoffsättigung) gemessen. Alle Notfälle werden von der Triagekraft angesehen und die Vitalzeichen ermittelt. Dann wird der Patient in die entsprechende Wartezeit-Gruppe bis zum ersten Arztkontakt eingeteilt:

Rot: Sofort
Orange: 10 Minuten – Sehr dringend
Gelb: 30 Minuten – Dringend
Grün: 60–90 Minuten – Normal
Blau: 2 Stunden – Nicht dringend

Leider sehen sich die meisten Menschen in der roten Gruppe. Die wenigsten halten sich für Blau. (Viele sind es. Denn von den Schluckspechten gibt es, abgesehen von der Gruppenzugehörigkeit, auch einige.)

Stellen wir uns doch einfach an den Empfang einer

Notaufnahme und schauen mal, wer so reinkommt: Da humpelt ein junger Mann rein, der beim Squashspielen mit dem Fuß umgeknickt ist. Ein Elternpaar bringt seinen kleinen Sohn, der vom Klettergerüst gefallen ist und bitterlich weint. Einer jungen Frau tränen die Augen, einem älteren Herrn ist schwindlig und er hat Taubheitsgefühle im rechten Arm, weshalb seine Tochter in heller Aufregung ist. Ein Typ hat eine Platzwunde am Kopf und zudem offenbar noch eins aufs Auge bekommen. Eine junge Frau klagt über starke Bauchschmerzen, und eine Mutter macht sich Sorgen um die kleine Tochter, weil sie heute noch keinen Stuhlgang hatte ... Wenn ihr Lust habt, erstellt einfach mal eure persönliche Warteliste. Und ich versichere euch, egal, wie skurril sie euch vorkommen mag, das können wir locker toppen.

Tagsüber gibt's mehr Arbeitsunfälle, nachts hat man es häufiger mit Schlägereien zu tun, bei denen auch gerne Alkohol – oder andere Substanzen – im Spiel sind. Im Winter tummeln sich mehr Knochenbrüche wegen Glatteis, im Sommer begrüßen wir Wespenstiche oder Dehydrierte. So geht das den ganzen Tag. Das ganze Jahr. Junge und Alte, Dicke und Dünne, Reiche und Arme. Nette Leute, aber leider auch Arschlöcher. Arrogante Idioten, arme Seelen und wunderbare Menschen, die man spontan gernhat. Einmal quer durch die Gesellschaft. Einmal von allem, bitte!

Einen kleinen Hinweis möchte ich euch aber geben, für den Fall, dass ihr mal in der Notaufnahme landet. Je länger ihr warten müsst, desto besser ist das! Ja! Das heißt, ihr seid nicht in Lebensgefahr! Ist das nicht super? Ihr werdet den Tag überleben! Stellt euch vor, es würde sofort eine

Heerschar Ärzte und Pfleger bereitstehen, dann seid ihr ganz klar Rot – und das ist nicht gut! Also freut euch über jede Minute, die ihr länger warten müsst. Und wie gesagt, nein, ein eingewachsener Zehennagel ist nichts für die Notaufnahme – und schon gar nichts für den Schockraum.

Der Schockraum

Gibt man Schockraum in seine Suchmaschine ein, gibt es circa 140 000 Ergebnisse. Für mich ist es ein gängiger Begriff, ich vergesse dabei aber immer wieder, dass er nicht allen geläufig ist. Daher möchte ich euch mal mit in diesen ominösen Raum nehmen, den gesunde, vitale Menschen in der Regel nicht zu Gesicht bekommen, es sei denn, sie arbeiten dort.

Der Schockraum ist Bestandteil der Notaufnahme eines Krankenhauses. Er ist sozusagen das Herzstück. Hier versorgen wir schwer erkrankte beziehungsweise schwer verletzte Patienten, zum Beispiel nach einem Unfall, bei Schlaganfall oder Herzinfarkt. Wenn eine Körperfunktion wie Atmung, Herzschlag oder Blutdruck so schwer beeinträchtigt ist oder der Mensch einen Unfall erlitten hat, der als durchaus relevant zu bezeichnen ist, dann gehört er in den Schockraum.

Aber warum eigentlich Schock? Diesen Begriff benutzen wir ja im Alltag durchaus des Öfteren: Ich hab' einen Schock bekommen! Meist ist dann aber eher ein psychischer Zustand gemeint. Etwas extrem Unangenehmes ist passiert, mit dem wir nicht gerechnet haben. Etwas, was uns schockiert oder erschreckt. Dieser psychische Schock aber wird in der medizinischen Fachsprache »akute Belastungsreaktion« genannt. Der hier bezeichnete Schock hingegen ist ein lebensbedrohliches Zustandsbild: Blutverlust, verminderte Pumpleistung des Herzens oder zum Beispiel eine Schädigung der Kapillaren (feinste Verzweigungen der Blut- und Lymphgefäße).

Unabhängig von der Ursache gehen alle Formen des Schocks mit einer physiologischen Reaktion des Körpers einher. Der versucht nämlich, seinen Blutdruck zu stabilisieren, indem er »Alarmhormone« wie Adrenalin und Noradrenalin ausschüttet. Ziel ist es, die Herzfrequenz und den Blutdruck zu steigern. Warum? Um zu überleben. Denn ohne genügend Perfusion, also Durchblutung der Organe, beziehungsweise deren Versorgung mit Sauerstoff, sterben wir. Der Körper versucht also nichts weiter, als alle Reserven zu mobilisieren, die er hat. Vielleicht lässt sich so die Wortverwandtschaft zwischen dem seelischen und physischen Schock erklären. Wenn wir von einem Ereignis geschockt sind, zeigt unser Körper auch eine vegetative Reaktion wie Zittern, Schwitzen oder Herzrasen. Also eigentlich nicht ganz so weit weg. Aber zurück zum Schockraum. Was dort passiert, kann man so zusammenfassen:

Nach Anmeldung des Rettungsdienstes wartet das medizinische Fachpersonal dort bereits auf die Patienten. In Windeseile kommen wir zusammen und stehen bereit, um die schwer Erkrankte oder den Verletzten in Empfang zu nehmen. Und alle wissen, was zu tun ist. Zunächst müssen die Vitalfunktionen aufrechterhalten beziehungsweise wiederhergestellt werden. Heißt: Alle lebenswichtigen Körperfunktionen wie zum Beispiel Atmung und Herztätigkeit. Der Patient wird apparativ überwacht, wenn nötig beatmet und mit Infusionen oder Medikamenten stabilisiert. Zudem führen wir ebenfalls unmittelbar die notwendige Diagnostik durch: Ultraschall, Röntgen, CT. Dann kommt er oder sie zur weiteren Behandlung auf die Intensivstation oder in den OP.

An diesem Prozedere ist eine ganze Mannschaft beteiligt: Notfallmedizinerinnen, Internisten, Chirurgen, Anästhesistinnen, Pflegekräfte, Radiologen, Ärzte verschiedener Fachrichtungen. Aber eins ist klar: Einer hat den Hut auf. Einer ist der Chef oder die Chefin.

Der »Schockraumleader« gibt dem Team die Richtung vor. Es wird nicht demokratisch diskutiert und abgestimmt, was man denn jetzt vielleicht mal so machen könnte. Zwei Alphatiere sind hier eines zu viel. Man stelle sich in solchen Momenten eine Diskussion zwischen zwei »Häuptlingen« vor:

Arzt 1: Du, vielleicht sollten wir ein Pflaster draufkleben.
Ärztin 2: Ach, du, ich weiß nicht, ich glaube, 'ne Amputation
ist besser.
Arzt 1: Oder doch eher 'ne Salbe?

Und in der Zwischenzeit verblutet Max Mustermann.

Nein, hier muss eine Person klare Ansagen an das gesamte Team machen. Denn Aufgabe ist, die bedrohlichsten Verletzungen und Störungen der Vitalfunktionen des Patienten schnell zu erfassen und zu behandeln. Auf gut

Deutsch: »*Treat first, what kills first.*« Hier heißt es nicht, »könntest du bitte mal«, sondern hier wird mit kurzen schnellen Kommandos gearbeitet. Zack! Zack! Mehr Zeit bleibt oft nicht.

Die meisten von euch werden in ihrem Leben wohl keine Erfahrung mit dem Schockraum machen. Zumindest wünsche ich euch das. Und wenn doch, dann hoffe ich, dass es nicht allzu schlimm wird. Also nicht nur die Erkrankung oder der Unfall, sondern vor allem die Eindrücke, die ihr bekommt, wenn ihr in diese »Hightech-Hölle« geschoben werdet.

Diesen Ausdruck hat mal ein Patient verwendet. Ich hätte »Himmel« lieber gehabt, aber aus seiner Sicht traf es das wohl besser. Hier blinkt und piept und brummt und summt es an allen Ecken. Da wäre das Basismonitoring: EKG, Blutdruckmessung und Blutzuckermessung. Dazu kommen Beatmungsgeräte, Defibrillatoren (bei Herzrhythmusstörungen), Spritzenpumpen (zur Verabreichung von Medikamenten), Druckinfusionsbeutel und Geräte zur Thermoregulation (zur Aufrechterhaltung einer konstanten Körperkerntemperatur).

Der Schockraum ist technisch gesehen wie das Cockpit eines Flugzeugs. Jedwede Technik hat ihren Platz. Beatmungsgerät neben Ultraschall, Thoraxdrainage neben Spritzenpumpen. Intubationsset neben Narkosemittel und Notfallwagen. (Er enthält alles in komprimierter Form, wenn wir zum Beispiel schnell zu einem Notfall im Krankenhaus eilen müssen.) Aber die beste Technik nützt nur etwas, wenn man sie nicht nur bedienen kann, sondern auch weiß, wann man sie anwenden muss. Und das unterscheidet eine Ärztin von einem Roboter. Ich stelle die Diagnose. Ich muss wissen, warum ich die Patientin wie behandele. Wenn der Blutdruck zum Beispiel niedrig ist, dann kann das viele Ursachen haben. Und was therapeutisch in einem Fall hilft, schadet im anderen. Und genau das macht den Schockraum aus. Sofort Diagnostik. Sofort Therapie. Um weiteren Schaden abzuwenden. Also eigentlich das, was meine Aufgabe als Ärztin ist, nur eben im Zeitraffer.

Und so düsenbeschleunigt laufen all diese fleißigen Helfer blitzschnell umeinander, rufen sich Kommandos zu und arbeiten unter Hochdruck – denn wer im Schockraum landet, hat in der Regel keine Zeit zu verlieren. Hier geht es um Leben und Tod. Daher ist es absolut wünschenswert, dass wir uns alle benehmen, als wäre der Teufel hinter uns her. Ist er nämlich auch. Also hatte der Patient doch recht mit seiner Hightech-Hölle.

Für Patienten ist der Schockraum daher wohl mehr Schock als Raum, zumindest, wenn sie noch wach und ansprechbar sind. Der Schockraum ist ein eigener Kosmos mit eigenen Gesetzen und kann ganz schön bedrohlich und verstörend auf Außenstehende wirken. Hier prallen zwei Welten aufeinander: die schockierte Psyche des Patienten und unsere professionelle Geschäftigkeit, wenn wir es mit einem lebensbedrohlichen Zustand zu tun haben.

Als Patient fühlt man sich wohl eher wie ein Stück Fleisch, um das sich die Löwenherde reißt. Ich weiß, der Vergleich hinkt etwas, denn ich kann schon mit Fug und Recht behaupten, dass wir den Menschen nur Gutes wollen. Für die Patienten und Patientinnen dürfte es aber was mit »zum Fraß vorwerfen« zu tun haben. Sie liegen auf einer unbequemen Plastiktrage und werden umringt von jeder Menge fremder Menschen, die irgendwas tun. Und zwar etwas, was sicherlich medizinisch Sinn ergibt (EKG, Ultraschall et cetera), dem Patienten aber wohl nicht wirklich plausibel vorkommt. Oder sogar weh tut. Wie eine Blutentnahme etwa.

Er muss sich fühlen wie ein Statist in einem Film, der in einer anderen Sprache gedreht wird und in dem er, ohne es zu wissen und vor allem zu wollen, die Hauptrolle spielt. Kurz: Die ganze Szenerie macht Angst. Hinzu kommt ein sowieso ungutes Gefühl, weil es einem ja schlechtgeht. Und zwar schon so schlecht, dass man eine ganze Horde von Ärzten und Pflegern beschäftigt. Also kommen Angst, Unsicherheit und versagende Organe mitunter zusammen, was einerseits für die notwendige Zugänglichkeit des Patienten nicht gerade förderlich ist und andererseits sein Selbstvertrauen zunehmend schwinden lässt.

Eigentlich eine ziemlich vertrackte Situation. Nehmen wir an, der Patient ist bei Bewusstsein, er hat Schmerzen und befindet sich definitiv in einem medizinischen »Schockzustand«, so wäre es für uns natürlich super, wenn er einigermaßen ruhig, zugänglich und kooperativ wäre. Logisch. Das ist unsere Sicht der Dinge. Dann können wir prima arbeiten. Aus der Sicht des Patienten sieht das natürlich ganz anders aus. Ihm ist gerade etwas Schlimmes widerfahren, es geht im schlecht, er hat Schmerzen, Angst und ist in Panik. Er möchte vielleicht beruhigt und getröstet werden, befindet sich aber in dieser Notfallhölle. Das verbessert seinen Zustand erstmal überhaupt nicht. Im Gegenteil. Auch verständlich. Und ihr könnt mir glauben, ich verstehe das wirklich. Ich sehe und spüre das alles.

Aber ich sehe den Schockraum auch anders. Aus meiner Perspektive. Das Ziel ist die schnellstmögliche Diagnostik und Therapie der lebensbedrohlichsten Verletzungen oder Erkrankungen – und das auf höchstem medizinischen und technischen Niveau. Es ist mein Spielplatz, der Ort, an dem ich jeden Zentimeter kenne. Der mich ausmacht. Wo ich wie ein Dirigent den Überblick behalte. Und mich wohl fühle, wissend, dass ich dort, und genau da an der richtigen Stelle bin.

Das war nicht immer so. Unsicherheit ist ein schlechter Berater in solchen Situationen, aber Respekt vor der Arbeit und vor Komplikationen sollte man immer haben. Als junge Assistenzärztin lernte ich in der Anästhesie und bei Übernahme des Reanimationstelefons, dass einem ordentlich die Muffe gehen kann. Dort gehen auch die internen Notrufe ein, wenn also zum Beispiel bei jemandem, der bereits im Krankenhaus liegt, Komplikationen auftreten und er oder sie reanimiert werden muss. Da kommt man mitunter in Situationen, die man noch nicht zu händeln in der Lage ist. Gut zu wissen, dass es da immer den Oberarzt im Hintergrund gibt. Komisch wird es dann, wenn der Assistent das erste Mal mich anruft, weil ich jetzt diese Position innehabe. Nur weil man auf einmal den Hut aufhat, weiß man plötzlich weder alles, noch kann alles. Das »Ober« vor dem Arzt bedeutet weder königliche Hoheit noch Unfehlbarkeit, sondern vielmehr, dass man schneller im Knast landet als der Assistenzarzt, wenn etwas schiefläuft.

Und wenn ich heute als Oberärztin in der Notaufnahme Dienst habe, dann stehe ich auch als Leader im Schockraum, bin diejenige, die den Hut aufhat, wenn der Alarm reinkommt und sich das Team im Schockraum einfindet. Vielleicht habe ich gerade ein Nickerchen gemacht oder mir etwas zu essen bestellt. Vielleicht bin ich hungrig, hundemüde und erschöpft. Aber wenn der Schockraum-Alarm eingeht, dann müssen wir funktionieren. Auf allen Ebenen. Alle. Gemeinsam. Und das tun wir. Denn ein Leader braucht ein Team. Und das sind wir.

Man ist Rettungsanker, Hoffnungsträger und der Joker. Und jedes Mal hofft man, dass man den Ansprüchen gerecht werden kann. Zumindest tue ich das. Ärzte, die behaupten, alles gesehen zu haben und alles zu können, lügen schlichtweg. Wenn ich eins gelernt habe in meiner bis dato zwölfjährigen beruflichen Laufbahn als Ärztin im Krankenhaus oder im Notarztdienst: Es gibt nichts, was es nicht gibt. Und wenn du denkst, es kann nicht schlimmer werden, kommt der nächste Fall rein und belehrt dich eines Besseren.

So wie es im Schockraum immer wieder passiert. Wenn der Alarm ertönt, kommt auch nach all den Jahren immer wieder der kurze Moment des Innehaltens. Durchatmen. Sortieren. Und dann geht die Tür auf …

Aber zurück an den Empfang der Notaufnahme. Hier haben sich mittlerweile wieder neue Patienten eingefunden. Olli ist einer von ihnen. (So wollen wir ihn hier mal nennen.) »Es tut mir leid, ich wollte hier gar nicht hin.« So begrüßt er mich nicht zum ersten Mal. Wir kennen uns. Rein beruflich. Er kommt öfter in die Notaufnahme. »Scheiße, nicht mal 'n Schuss kann man sich in Ruhe setzen. Ständig ruft irgendwer den Rettungsdienst.«

Olli ist 35, ein echt netter Kerl, er hat dunkle Hundeaugen und jedes zweite Wort ist »Entschuldigung«. Ich schweige. Das kommt nicht oft vor. Aber manchmal ist es die bessere Variante. Denn dann erzählt das Gegenüber. So wie Olli jetzt.

»Ich kann nicht mehr. Diese scheiß Sucht. Ich hab mir Koks ins Knie gefixt. Daneben, glaub ich. Jedenfalls ist mein Bein jetzt taub.«

Okay, verstehe. Er hat also nicht das Gefäß, sondern das Gelenk getroffen.

»Aha«, sage ich. »Naja, ist eben auch ein Anästhetikum. Macht taub. Das wissen die in Südamerika schon länger, als wir Koks kennen.« Das konnte ich mir nicht verkneifen. Olli nickt nur, und ich betrachte ihn nachdenklich. Nach einem Sturz mit Blutungsfolgen und einem OP-Marathon fehlt ihm die halbe Schädeldecke. Außerdem ist sein Arm gelähmt. Aber er hat überlebt. Mit viel Glück. Sein Leben im Griff hat er aber nicht.

»Und wie kann ich dir jetzt helfen?«, frage ich. Olli kommt öfter mal vorbei, und es geht dabei weniger ums Medizinische als um einen Rat, ein offenes Ohr oder mal einen Joghurt.

»Morgen fliege ich aus der Wohngruppe. Selbst schuld – ich hab die Spritzen liegengelassen. Ich bin am Ende. Die Drogen haben mein Leben zerstört. Danke, dass du überhaupt noch mit mir redest, ich hatte ja versprochen, mich zusammenzureißen.« Ich schlucke. Ja, Vorurteile sind allgegenwärtig. Aber warum werden Typen wie Olli verurteilt?

Selber schuld. Genau! Lass einfach die Drogen weg. Blöder Junkie. Nein, so einfach ist das nicht. Olli tut mir leid. Ich verstehe, dass die Sucht ihn wie ein Dämon in Besitz und ihm seine Persönlichkeit genommen hat. Warum? Weil er Drogen nimmt? Nein, so einfach ist auch das nicht.

»Warum tust du das immer und immer wieder? Du warst doch jetzt schon hundertmal hier, und wir kauen das immer wieder aufs Neue durch«, frage ich.

»Ich dachte, ich hätte es dir schon erzählt? Ich weiß nicht mehr, wem ich was erzählt habe. Ich habe irgendwann mit dem Scheiß angefangen. Ich mach's eigentlich schon immer«, antwortet er. »Es war meine Flucht. Meine Flucht in eine bessere Welt. Mein Vater war ein Schläger, der erst meine Mutter, dann uns Kinder verprügelt hat. Er war ständig besoffen. Dann kamen wir ins Heim. Meine beiden Brüder haben sich schon vor ein paar Jahren den goldenen Schuss gesetzt. Es gibt nur noch mich. Und wenn du realisierst, dass du alles verloren hast, wegen der Drogen, ist es zu spät. Dann hängst du voll drin. Dann bist du nicht mehr du.«

Ich schlucke wieder. »Ach, Olli.« Und während ich ihn so voller Verzweiflung ansehe, frage ich mich: Bin ich etwa was Besseres? Nur weil ich das Glück hatte, dass ich nicht verprügelt worden bin? Dass ich nicht klauen musste, um zu überleben? Dass ich saubere Wäsche, ein Dach über dem Kopf und immer was zu essen im Kühlschrank hatte? Olli ist kein blöder Junkie. Er ist einfach eine gebrochene Seele, die mehr erlebt hat, als ich in meiner wohlbehüteten Kleinstadtidylle jemals erleben werde und in meiner Naivität nicht mal erahnen kann.

Helfen kann ich ihm nicht, das kann er nur sich selber. Aber Mitgefühl haben kann ich. Verdammtes Mitgefühl.

Ich hole ihm ein Glas Wasser und telefoniere mit der Substitutionsambulanz, die ihn betreuen könnte. Dort können sie ihm vielleicht weiterhelfen. Wenn er das will. »Komm, Olli, ich bring dich zur Pforte. Dann quatschen wir noch ein wenig. Du kannst in der Ambulanz vorbeischauen. Sie warten dort auf dich.« Er lächelt. Und irgendwie glaube ich, dass ich an dem Tag durch dieses Telefonat mehr getan habe als in den restlichen Stunden des Tages. Und das, obwohl ich eigentlich nichts getan habe. Außer zuzuhören. Und ihn nicht zu verurteilen.

Ich gehe nachdenklich zurück. Und stelle mir vor, wie ich später am Abend an meinem Esstisch sitze und sich meine Kinder streiten, wer nun zuerst die Butter haben darf. Ich frage mich, ob er jemals mit seiner Familie am Tisch gesessen hat. Wohl eher nicht. Er ist nur ein Junkie? Nein, ich hab einfach nur verdammtes Glück gehabt. Mehr nicht.

Die Notaufnahme konfrontiert einen immer wieder mit Neuem und ist voller Erkenntnisse. Es muss nicht immer die »große Medizin« sein. Oft tun es ein nettes Wort, ein sauberes T-Shirt, eine warme Mahlzeit eben auch. Und zwar öfter, als ihr glaubt. Also, wenn ich an dieser Stelle noch eine Bitte an euch haben darf: Habt Mitgefühl. Und im Fall von Olli, denkt nicht: »Nur ein Junkie«. Weist ihn nicht einfach ab.

Und dann ist Olli weg, und der ganz normale Wahnsinn

in der Notaufnahme geht weiter. Ein alkoholisierter Mann singt aus vollem Halse eine Opernarie und hat die Schnittwunde an seiner Hand anscheinend vergessen. Andere haben Schmerzen, stöhnen und weinen, einige schimpfen und beleidigen uns nach allen Regeln der Kunst. Zwischendurch erledigen wir Unmengen von Papierkram, wir diagnostizieren und dokumentieren. Weiter geht's. Der Nächste, bitte. Und immer mal wieder: Alarm im Schockraum. Vielleicht haben wir gerade jemanden sterben sehen und nun steht da die Furie mit ihrem Hühnerauge, die »keine Minute länger warten will!« Vielleicht haben wir gerade jemanden erfolgreich reanimiert und freuen uns, da wird uns eine schwer misshandelte Frau angekündigt. Irgendwann schaffe ich es tatsächlich mal, einen Kaffee zu trinken, und dann steht in diesem ganzen Notaufnahmegewusel plötzlich ein Mann vor mir, und ich spüre wie eine warme Welle des Glücks durch meinen Körper rauscht.

»Ich möchte mich bei Ihnen bedanken«, sagt er und überreicht mir eine Schachtel Pralinen. Michael Körner. »Mein Herzinfarkt« von vor drei Wochen. Wiederbelebt von den eigenen Kindern, dann ECMO im Schockraum, Herzkatheter und Reha. »Ich kann mich zwar kaum an diesen Tag erinnern, aber ich weiß, dass Sie mir das Leben gerettet haben.«

Die ECMO-Maschine musste Herrn Körners Kreislauf außerhalb seines Körpers übernehmen. Eine Herz-Lungen-Maschine zur erweiterten Reanimationsmaßnahme sozusagen. Es war dramatisch. Und nun steht er da und strahlt mich an. Ich bin glücklich. Auch das gibt es. Menschen, die in die Notaufnahme kommen und sich bedanken. Es kommt nicht oft vor. Und es tut gut, seit langem mal wieder ein schönes Erlebnis zu haben. Gute Nachrichten statt Hiobsbotschaften.

»Danke, dass ich noch lebe.«

»Bedanken Sie sich auch bei Ihren Kindern«, sage ich. »Ich freue mich, dass es Ihnen gutgeht, Herr Körner.« Wir plaudern kurz, und als er die Notaufnahme wieder verlässt, versuche ich mir mein Glücklichsein noch etwas zu bewahren. Schnell noch eine Praline, die macht nämlich auch glücklich ... dann geht's weiter.

Auf und ab, Höhen und Tiefen, keiner hält das Rad an, es dreht sich immer weiter. Sieben Tage die Woche, 24 Stunden lang. In der Notaufnahme erleben wir Tragödien, Schicksale und Geschichten. Wir lachen, wir weinen – und wir hoffen. Und wir werden immer wieder mit dem Leben in all seinen Farben und Schattierungen konfrontiert.

Wir sind Obdach, Sozialarbeiter, Mutter, Vater, Arzt, Schwester, Seelsorger, Psychotherapeutin – alles zusammen. Und wir lieben es. Aber es ist nicht immer einfach. Und wenn wir uns eins bewahren sollten, ist es Mitgefühl. Ohne das geht es niemals.

#angespannt

Gerade klingelte mein Telefon, und der Notarzt kündigte eine schwierige Intubation an. Ein schwieriger Atemweg ist grundsätzlich lebensbedrohlich. Denn wenn wir den Atemweg nicht sichern und dem Patienten keine Luft zuführen können, stirbt er. Und zwar zeitnah. Ich bin also

angespannt, weil ich nicht weiß, was mich erwartet. Ich
stehe verkleidet unter grünen Kitteln, Masken, Hauben und
Handschuhen im Schockraum und harre der Dinge, die da
kommen.

Es gibt wohl kaum einen Ort, an dem Hoffnung, Wunsch und Wirklichkeit so geballt aufeinandertreffen wie in der Notaufnahme. Hier finden sie statt, die Wunder und Überlebenskämpfe. Hier geben sich jeden Tag grausame Realität, Zufall, Schicksal und Tragödie die Klinke in die Hand. Und hier schreibt das Leben herzzerreißende Geschichten. Es mag etwas pathetisch klingen, aber es gibt nicht selten Tage in der Notaufnahme, da verlasse ich meinen Arbeitsplatz mit so vielen neuen Eindrücken, Lebensweisheiten und sogar einer geballten Portion positiver Emotion – und das ist jeden Tag aufs Neue berührend.

EIN GLAS SEKT ZUM ABSCHIED ODER: ENGEL GIBT ES DOCH

Frau Berger ist 85 Jahre, rüstig, lebt allein und hat sich gerade eine neue Küche bestellt. Mit dieser Nachricht empfängt sie mich, als ich den Raum betrete:»Eine weiße! In Hochglanz!« Es stört sie ungemein, dass ihre Tochter sie ausgerechnet jetzt unbedingt in die Notaufnahme schleppen muss wegen ein bisschen Bauchweh.»Ich weiß nicht, was das soll, entschuldigen Sie«, lächelt sie, zumindest versucht sie es. Eine Person zum Knuddeln. Die Kategorie »Nehm-ich-mit-nach-Hause-Oma«, wie meine Assistenzärztin und ich immer sagen. Diese Art Patientinnen und Patienten erfreuen mein Herz regelmäßig. Hart im Nehmen, Nachkriegsgeneration, manche haben sogar einen Krieg miterlebt, sind nie krank gewesen. Zwiebelwickel statt Notaufnahme. Die 112 halten sie für ein Fernsehprogramm.

»Sie brauchen sich nicht zu entschuldigen«, sage ich und bemerke ihre Tochter, die ziemlich besorgt dreinblickt.

»Mama war nie krank«, sagt sie, »aber seit gestern gefällt sie mir überhaupt nicht. Sie hat Magenschmerzen, bekommt schlecht Luft und sieht so blass aus. Aber immer, wenn ich frage, sagt sie, es sei alles gut. Aber es ist nicht gut, sonst hätte ich nicht den Rettungsdienst gerufen.«

Das sieht ihre Mutter allerdings vollkommen anders: »Unnötig! Ich hab nichts. Aber die Männer waren so nett!« Frau Berger ist von den Sanitätern ganz begeistert: »Die haben mich sogar die Treppe runtergetragen – ich durfte nicht mehr laufen.«

»So, jetzt sind Sie bei mir, und ich schaue mal, wo das Problem ist«, beruhige ich sie und registriere am Monitor Werte, die mir nicht gefallen. Niedriger Blutdruck, hohe Herzfrequenz, 30 Atemzüge pro Minute, dazu ein Gesicht, das versucht, Schmerzen zu unterdrücken. Ich schaue mir den Bauch an und höre die Lunge ab. Nicht unauffällig, aber auch nicht eindeutig besorgniserregend. »Naja«, murmle ich, »die Schwester nimmt Blut ab, und ich werde weitere Untersuchungen machen. Ihre Tochter hat recht, es ist gut, dass Sie hier sind. Irgendwie gefällt mir das auch nicht.«

Frau Berger ist eine großartige Frau. So stark und mit einem tiefgründigen Gesichtsausdruck. Ich habe sie spontan gern. Im Ultraschall sehe ich nichts. Alles von Luft überlagert. Noch bevor das Blutbild fertig ist, gehe ich zu ihr und erkläre, warum jetzt eine CT-Untersuchung sinnvoll ist: »Eine Computertomographie ist schnell durchführbar und vor allem präzise. Damit lassen sich verschiedene Körperstrukturen ziemlich detailliert abbilden. Und wir können noch genauer diagnostizieren, was Ihnen fehlt.« Sie sieht elend aus, versucht aber nach wie vor, sich nichts anmerken zu lassen.

»Haben Sie Schmerzen?«, frage ich. Die Antwort aus

dem mittlerweile schmerzverzerrten Gesicht wundert mich nicht.

»Nein, kümmern Sie sich mal um andere. Ich halte das aus.«

»Nix tun Sie«, widerspreche ich energisch, »jetzt gibt's Schmerzmittel.«

Frau Berger beugt sich konspirativ zu mir herüber. »Seit einer Woche habe ich keinen Stuhlgang mehr gehabt. Und mir ist immer so schlecht«, flüstert sie mir zu, damit ihre Tochter nichts bemerkt. Ich schlucke. Die Vitalwerte, der Gesamteindruck, der Bauch. Nicht gut. Gar nicht gut. Während Frau Berger ins CT gebracht wird, meldet sich das Labor – das tun sie immer sofort, wenn Werte besonders hoch sind. 45 000 Leukozyten.

»Mist.« Leukozyten sind weiße Blutkörperchen. Sie spielen eine wichtige Rolle bei der Abwehr von Krankheitserregern wie Bakterien oder Viren. Im Blut Erwachsener finden sich normalerweise zwischen 4000 und 10 000 Leukozyten pro Mikroliter. Frau Bergers Wert sprengt also den Rahmen bei weitem, das heißt, wir haben es mit einer massiven Entzündungsreaktion zu tun. Nicht gut ... Gar nicht gut.

Ich eile ins CT und rufe den Radiologen hinzu, denn ich glaube, dass ich ihn noch brauchen werde. Radiologen sind die Typen, die in uns reingucken können, die Licht ins Dunkle bringen und daher »Hellseher« im wahrsten Sinne des Wortes. Wo wir zunächst nur ahnen, können sie bestätigen. Die MTRA (Medizinisch-Technische Radiologieassistentin) unterhält sich freundlich mit Frau Berger, während sie das Kontrastmittel anschließt. Kontrastmittel verbessern die Darstellung von Strukturen und Funktionen des Körpers, sie können oral, also geschluckt werden, als Einlauf (rektal) oder durch Injektion in eine Arterie oder Vene verabreicht werden. Frau Berger bekommt das Mittel intravenös und bleibt auch dabei immer noch freundlich.

»Es sind alle so nett hier«, konstatiert sie und streicht der Assistentin über die Hand. Auch sie lächelt zurück. »Ist die goldig!«, ruft sie in meine Richtung, als sie den Schaltraum betritt. Ich beobachte die Situation und bin wie gefangen. Die todkranke herzliche ältere Dame schenkt uns auch noch in so einer Situation ein Lächeln. Es nimmt unmittelbar die Spannung aus der Situation und erfüllt mich mit Wärme. Zeitgleich empfinde ich Bewunderung, dass jemand in der Lage ist, selbst dann noch Liebe zu verbreiten, wenn er sie selber am dringendsten benötigt.

Ich habe soeben etwas gelernt. Wie so oft schon. Einfach nur durchs Zusehen. Wie schön es ist, Trost zu spenden, sein Gegenüber wichtig und einzigartig zu machen, dass es alles andere vergisst. Ich bin dankbar. Dann traurig. Denn es gibt Momente, die will man nicht wahrhaben. Ich habe gerne recht, aber manchmal wünsche ich mir sehnlichst, dass die Fakten nicht zählen, dass ich unrecht habe. Dieser Moment ist so einer. Ich hoffe auf ein Wunder. Wie so oft. Der Radiologe steht vor dem Monitor, und ich wage gar nicht hinzuschauen. Unruhig tippe ich mit meinem rechten Fuß. Fingere am Telefon. Sekunden verstreichen. Sie kommen mir wie Stunden vor. Wirklich geduldig bin ich sowieso noch nie gewesen. Und dann nur zwei Worte, eigentlich nur Silben. Vier Buchstaben, die mehr sagen als ein Fünfseitenbefund. »Oh je«. Radiologen, die »Oh je« sagen, gefallen mir gar nicht.

Mein Blick wandert auf den Bildschirm. Jetzt weiß ich, was er meint. Der Magen ist perforiert, das heißt, er ist gerissen. Überall im Bauch befinden sich Luft und Mageninhalt. Der Darm zeigt sich wohl aufgrund der Bauchfellentzündung träge mit deutlichem Hinweis auf drohenden Verschluss. Das erklärt auch die hohe Anzahl an Leukozyten. Ich erinnere mich an ihre Worte: Eine Woche kein Stuhlgang. Schmerzen. Übelkeit. Da wäre mir auch schlecht. Ich glaube sogar, mir wird gerade schlecht. Verdammte Scheiße. Sie muss operiert werden. Reflexartig greife ich zum Telefon und während ich die Nummer des Chirurgen raussuche, überkommt mich ein Schauer. Das überlebt sie nicht, denke ich. Verdammter Mist. Was tun?

»Hallo?« Ich habe gar nicht mitbekommen, dass der Kollege aus der Chirurgie bereits abgenommen hat. Ich starre auf den Monitor. »Oh, entschuldige.« Und dann kläre ich ihn über Frau Berger auf. Er wird sofort einen OP bereitstellen. Das ist ein Notfall. Ich lege auf. Reden ist angesagt. Und zwar mit Frau Berger und mit ihrer Tochter.

Ich öffne die Tür zum CT, gehe zurück zu meiner Patientin und beuge mich zu ihr auf die Trage. »Alles okay?«, floskel ich vor mich hin. Bevor ich ihre Antwort abwarte, bitte ich die Assistentin, mir beim Umlagern zu helfen. Behutsam heben wir Frau Berger von der CT-Trage und legen sie ins Bett. Hellgrelles Neonlicht blendet uns schon fast, so erleuchtet ist der Raum. Im Hintergrund brummt das CT. Diese sterile, ungemütliche Atmosphäre passt mir so gar nicht. Und nicht nur mir nicht. Keinem eigentlich.

Ich verstecke mich hinten am Kopfende des Bettes und schiebe Frau Berger selbst aus dem Raum. Das kommt sicher nicht oft vor. Aber manchmal eben doch. Und jetzt erst recht. Wir bahnen uns den Gang vorbei an herumstehenden Putzwagen, an leeren Wasserkästen und Essenswagen. Links vorbei am Wäschewagen in die N6. Stationszimmer 6. Kein Schockraum. Sondern ein Stationszimmer. Hier ist die Atmosphäre ein wenig besser. Ihre Tochter folgt uns leise und trägt das Gepäck. Ich parke ein, schließe den Monitor an und setze mich. Nicht wie so oft auf den Stuhl, sondern auf die Bettkante. Die Hygiene kann mich mal. Frau Berger ist besorgt, aber weniger um sich, anscheinend mehr um mich. Unfassbar, diese Frau.

»Was hast du, Kind?« Sie streicht mir über den Unterarm. Verdammt schlechte Nachrichten, denke ich, und verschlucke den Kloß im Hals.

»Wir müssen reden.« Ich schaue sie und ihre Tochter an: »Es ist ernst.«

»Besprechen Sie alles mit meiner Mutter allein – ich komme danach dazu.« Die Tochter verlässt den Raum. Ich bin überrascht, kann nicht deuten, ob sie flieht, Raum zum Nachdenken und Verarbeiten braucht oder sich vor schlechten Nachrichten scheut. Ich habe eher den Eindruck, sie vertraut mir. Und ihrer Mutter. Frau Berger schaut mich an ... »Es ist nett hier. Für ein Krankenhaus.« Ich rutsche noch etwas näher und greife ihre Hand. Ich blende die Geräusche aus. Das Piepen des Monitors, das Umherlaufen der Schwestern, die gerade Essen verteilen. Sie lachen, sie freuen sich. Ich freue mich gerade nicht. Ich wünschte, ich könnte tauschen. Tee verteilen und Abendbrot.

»Jetzt kommt der Moment, den ich an meinem Job am meisten hasse«, bringe ich heraus, und ich merke, wie mir die Stimme wegbleibt.

»Ich weiß es, Mädchen. Ich weiß es.« Frau Berger hält meine Hand fest. Es gibt keinen, der mich Mädchen nennt oder es gar dürfte – außer meiner Oma – und Frau Berger. Und plötzlich fühle ich mich klein. Ich möchte weinen, ich möchte getröstet werden. Aber ist es nicht sie, die Trost braucht? Reiß dich zusammen, schnauzt mich eine Stimme in meinem Kopf an. Ich setze mich gerade.

»Frau Berger, es sieht schlecht aus. Ihr Magen ist gerissen, Ihr Bauch entzündet, der Darm versagt. Ihre Werte sehen schlecht aus. Sie brauchen eine OP. Ich kann Ihnen nicht mehr helfen. Der Chirurg kann das. Aber auch da ist die Prognose schlecht. Wir haben uns beraten. Der Kollege und ich sind der Meinung, dass Sie das kaum überleben können.«

»Sterben müssen wir alle.« Ihr Gesichtsausdruck wird mild, sanft, ja sogar entspannt. »Ich weiß, dass ich sterben werde. Ich möchte keine OP. Ich möchte meine Tochter und meinen Enkel sehen. Meinen Nachbarn. Ich möchte hierbleiben. Ich werde mich nicht operieren lassen. Ich werde einschlafen. Für immer. Aber bitte nehmen Sie mir die Schmerzen und sprechen Sie mit meiner Tochter.«

Ich erstarre vor Ehrfurcht. Als ich zu ihr aufblicke, sehe ich einen Engel. Eine seltsame Helligkeit umgibt sie, eine Vollkommenheit. Eine Träne läuft mir die Wange runter. Beschämt wische ich sie weg. Ich darf nicht weinen, das gehört sich nicht. Meine Aufgabe als Ärztin ist, zu informieren, nicht zu heulen. Aber warum eigentlich nicht?

»Haben Sie noch einen Wunsch?«, frage ich sie. »Etwas, dass Sie gerne haben?«

»Wenn Sie so fragen, ein Gläschen Sekt wäre nett«, grinst sie.

Hab ich richtig gehört? Mit perforiertem Magen? Ich schaue ungläubig. »Ach, scheiß drauf!«, rufe ich. Frau Berger strahlt. »Genau, scheiß drauf!« Wir lachen. Und dann fällt mir etwas ein. Seit nunmehr drei Wochen steht eine Flasche Sekt bei uns in der Stationsküche, die von allen genervt von A nach B geräumt wird. Keiner weiß, woher sie kommt, keiner weiß, wofür sie da ist. Aber sie ist da. Jetzt weiß ich, warum. Ich glaube an Zufälle. Danke, Gott.

»Ich bin gleich wieder da«, rufe ich. Auf dem Flur steht die Tochter und weint. Verkehrte Welt. Ihre todkranke Mutter liegt im Bett, bestellt sich ein Glas Sekt und nimmt ihr Schicksal tapfer an. Scheiß drauf! Und hier draußen steht eine verzweifelte Tochter. »Sehr ernst?«, schluchzt sie. »Ja, sehr ernst.« Ich erkläre ihr die Situation. »Gut, wenn Mama das möchte, dann soll das so sein. Keine Operation.« Ich bin beeindruckt, die Tochter unterstützt den Wunsch der Mutter. Sie will sie nicht umstimmen. »Kommen, Sie«, sage ich, und bringe sie zurück ins Zimmer. Frau Berger lächelt, als sie uns sieht. Ich winke ihr kurz zu: »Bin gleich wieder da!«

Als ich das Zimmer verlasse, höre ich, wie die beiden das Gespräch beginnen. Wahrscheinlich das schwerste Gespräch in ihrem Leben. Gestern war ihre Mama noch eine rüstige Rentnerin, die sich auf ihre weiße Hochglanzküche gefreut hat. Die, so stelle ich es mir vor, sich um alle gesorgt und ihren Nachbarn selbstgebackenen Kuchen vorbeigebracht hat. Und heute müssen sie für immer Abschied voneinander nehmen. Ich höre die verzweifelte Stimme der Tochter. Sie weint herzzerreißend. Und ich höre die ruhige besonnene Stimme von Frau Berger, die so etwas sagt wie »Sorge dich nicht«.

Leise schließe ich die Tür und gehe den Flur entlang zur Stationsküche. Da steht sie: die Flasche Sekt. Irgendjemand hat sie in die Ecke gestellt. »Du wirst gebraucht«, murmle ich und stelle sie in den Kühlschrank. Da hat tatsächlich jemand auf dich gewartet! Nach 20 Minuten werde ich wiederkommen. Ich brauche dringend frische Luft und setze mich in den Innenhof. In der Abenddämmerung verschwimmen die Lichter. Ab und zu hört man noch einen Vogel zwitschern. In der Ferne ertönt das Martinshorn. Bitte nicht zu mir, denke ich und nehme einen Schluck Kaffee. Er ist lauwarm. Na super, nicht mal der Kaffee schmeckt mir heute.

Fünf Minuten Pause. Ich möchte hier sitzenbleiben, den Moment rauszögern. Den lauwarmen Kaffee trinken und mir einreden, dass er so gut schmeckt, dass ich dringend noch mehr davon brauche. Ich schaue in den Himmel. Kleine Schäfchenwolken ziehen in die Dämmerung. Die Fassade der Klinik taucht in ein orangerotes Meer. Der Abend hat begonnen.

Ich registriere eine kühle Brise, sie weckt mich. Bringt mich zurück ins Hier und Jetzt und erinnert mich, dass ich wieder rein muss. Zurück in die Situation, die ich so sehr vermeiden möchte. Herrgott, reiß dich zusammen. Dir geht's nicht schlecht, du hast bloß Angst vor der eigenen

Courage. Also los, ich stehe auf und kehre zurück in Zimmer N6.

Mittlerweile sind einige Angehörige eingetroffen, Frau Bergers Tochter hatte sie bereits informiert. Die Stimmung ist gedrückt, nur Frau Berger weiß nach wie vor genau, was sie will. »Kann ich ein Schmerzmittel bekommen?« »Natürlich.« Ich bin froh, dass sie ihre Schmerzen nicht mehr ertragen will. Das Morphin wird in die Vene injiziert. Aber sie bittet uns, die Dosis erst zu erhöhen, wenn sie sich von allen verabschiedet hat.

»Ich entscheide, ich will ja noch alles mitbekommen.« Ja, genauso hat Frau Berger es gesagt. Wir trinken Sekt. Aus Plastikbechern. Frau Berger stößt mit jeder Schwester, jedem Arzt, jeder Reinigungskraft und allen Angehörigen an. Sie ist glücklich.

»Verraten Sie mich nicht«, flüstere ich, als wir anstoßen, und ich am Sekt nippe.

»Das Geheimnis nehme ich mit ins Grab«, zwinkert sie mir zu. Nicht lustig. Oder irgendwie doch.

»Ich muss gehen«, sage ich.

»Ach, Sie auch?« Die Dame hat echt Humor. Ich bin schon umgezogen und schleppe meinen Kollegen in ihr Zimmer. Er hat Nachtdienst und übernimmt. »Er kümmert sich jetzt um Sie.«

»Danke«, sagt sie und es wird einer der Blicke sein, die sich tief in mein Herz graben. Ein Dank von Herzen.

»Ich habe nichts gemacht«, erwidere ich.

»Doch, mehr als Sie glauben.«

Feierabend. Ich werde nach Hause fahren, mit meiner Familie zusammen essen, ein weiteres Glas Sekt trinken.

»Stoß mit mir an«, fordere ich meinen Mann auf. Das Leben geht weiter, die Welt dreht sich weiter. Aber nicht für Frau Berger ...

Sie wird am nächsten Morgen gegen neun Uhr sterben. Mit einem Lächeln auf dem Gesicht. Umgeben von ihrer Familie. Ich werde zu Hause sein. Ich werde nicht da sein. Das muss ich auch nicht, es ist alles gesagt. Sie wird auch nicht mehr da sein. Aber irgendwie schon. Und das ist sie immer noch. Bei jedem Sekt aus Plastikbechern.

Patientenverfügung

Frau Berger wollte nicht operiert werden. Sie wusste, dass sie sterben wird, und hat diese Entscheidung getroffen, als sie bei klarem Verstand war. Das ist aber leider nicht immer so. Manchmal können die Patienten diese Entscheidungen nicht mehr treffen. Dafür gibt es die Patientenverfügung. Die Willenserklärung einer Person für den Fall, dass sie ihren Willen nicht (wirksam) gegenüber Ärzten, Pflegekräften oder Einrichtungsträgern erklären kann. Hier geht es um medizinische Maßnahmen wie ärztliche Eingriffe und oft um die Verweigerung lebensverlängernder Maßnahmen. So können die Angehörigen dem Wunsch der Patienten entsprechen.

Es gibt kostenlose Formulare im Internet, aber es empfiehlt sich auch, seine Patientenverfügung mit seinem Hausarzt oder einem anderen Arzt seines Vertrauens zu besprechen.

Es ist ein gutes Gefühl zu wissen, dass seine Wünsche auch dann noch berücksichtigt werden, wenn man sie selber nicht mehr formulieren kann.

WAHRE HELDEN UND WARUM RESPEKT SO WICHTIG IST

Hilflosigkeit ist eins der schlimmsten Gefühle für mich. Nicht helfen zu können. Ich sitze hier leicht traumatisiert von Erlebnissen, die mich emotional so berührt haben, dass ich gerade nicht weiß, wohin mit mir.

Ich durfte am Arztmobil (mobile medizinische Hilfe für Obdachlose) arbeiten und habe versucht, Olli (ihr erinnert euch, der Junkie aus der Notaufnahme mit dem Koks im Bein) wiederzufinden. Und was ich da erlebt habe, hat mich emotional durchgerüttelt.

Keine Hilfe ohne Auftrag. Das ist auch ein Satz, den ich mir immer wieder sage. Du kannst nur denen helfen, die sich helfen lassen wollen. Hilfe zur Selbsthilfe. Das trifft es eigentlich noch besser. Heute hat sich mein Weltbild verändert. Ich habe in der Notaufnahme und im Rettungsdienst immer schon mit Obdachlosen und Drogensüchtigen zu tun gehabt. Und ich kann mich sicher auch nicht davon freisprechen, sie nicht immer mit dem nötigen Respekt behandelt zu haben. Natürlich nervt der Besoffene oder Intoxikierte (also Patienten mit Vergiftungen) nachts um drei, ob im Rettungsdienst oder in der Notaufnahme. Wir sollten aber höllisch aufpassen, wie wir uns verhalten.

Wir sehen den Ist-Zustand. Wir sehen die 4,8 Promille, die Einstichstellen, die kaum vorhandene Atmung. Und wir sehen, dass wir »dafür« jetzt aufgestanden sind. Was wir in dem Moment aufgrund unserer eigenen Befindlichkeiten vergessen, ist der Mensch dahinter. Die Geschichte. Warum Heroin? Warum Alkohol? Gewaltexzesse, Liebesentzug als Kind, falsche Freunde, Verlust der Arbeit, Wohnung. Endstation: Flucht in Drogen auf der Straße. Wir können nicht beurteilen, was wann wie jemanden traumatisiert hat und ursächlich ist. Nur ein Junkie? Sicher nicht. Ich habe die Rettungsdienstkleidung an, weil ich anders aufgewachsen bin, eine starke Persönlichkeit geworden bin und mir Ziele gesetzt habe. Studieren konnte, finanziell unterstützt wurde, zuverlässig gearbeitet habe. Wünsche und Träume hatte, sie versucht habe zu erreichen.

Ob der Mensch, der gerade vor mir mit der Spritze im Arm in seinem Erbrochenen liegt, das Gleiche nicht auch gern gehabt hätte? Wir haben nicht alle die gleichen Voraussetzungen, Möglichkeiten, Wünsche und Träume. Und die überhebliche neongelbleuchtende Notärztin hat gar keinen Grund, überheblich zu sein.

Deshalb habe ich mich auf Spurensuche begeben. Und hatte Erfolg. Ich habe meinen Olli tatsächlich am Arztmobil wiedergetroffen. Er sieht überraschend gut aus. Ich bin wirklich stolz auf ihn. Er wirkte aufgeräumt, ist in Therapie und versucht, sein Leben zu sortieren. Nicht die Seele, das schafft er (noch) nicht. Ich bin sehr dankbar, dass ich durch das Arztmobil teilhaben durfte am Leben der Frauen und Männer, die am Rande der Gesellschaft leben.

Auf Augenhöhe. Ich habe mit den Menschen hinter dem Methadonprogramm und der Wohnungslosigkeit geredet. Und ich sage euch, es hat mich umgehauen. Tief getroffen und berührt. Nachdenklich gemacht. Und mir meine Hilflosigkeit vor Augen geführt. Es ist nicht so einfach, wie wir es oft abtun. »Keiner muss auf der Straße leben.« »Keiner muss Drogen nehmen.« »Die wollen sich nicht helfen lassen.« Ich fasse mir an meine eigene Nase und erkenne, dass auch ich diese Sätze nicht nur einmal in meinem Leben zumindest mal gedacht habe.

Aber nein, so einfach ist das nicht. Wenn du umherirrst, weil du auf der Suche bist – der Wortstamm Sucht und suchen ist nicht zufälligerweise gleich –, aber du nicht weißt, was dir in deinem Leben fehlt, weil du zu viel erlebt und deine Gefühle abgespalten hast, dann wirst du auch weiter suchen. Das heißt, dass du nach zwei Monaten aus deiner Wohnung fliegst oder auch freiwillig gehst, weil du das »Eingesperrtsein« nicht ertragen kannst. Weil du Drogen konsumierst, um dich zu spüren oder zu betäuben. Weil du nicht erkennst, dass du Hilfe brauchst.

Und ich stehe da jetzt mit meinem Arztlatein, fernab von Schockraum, Notaufnahme und Intensivstation. Keine Herzrhythmusstörungen zum Defibrillieren, keine Intubation bei Atemnot. Sondern Seelenschmerz – und ich kann nicht helfen. Zumindest in diesem Moment. Es helfen keine Algorithmen, keine Medikamentenliste, keine Aufklärungsbögen. Ich weiß einfach nicht, was ich tun kann.

Ich frage diese Menschen nach ihrem größten Wunsch. Und mich überrascht die Antwort. Nicht: Wohnung oder Geld. »Ein bisschen mehr Respekt, nicht so von oben herab behandelt zu werden.« Ich schlucke. Das ist ihr größter Wunsch?

Also kann ich doch helfen. Respekt kann ich, Respekt kann jeder. Und ein bisschen traumatisiert, aber dennoch glücklich, begebe ich mich in meine kleinstädtische Spießeridylle. Heute rege ich mich nicht mehr auf über den Nachbarn, der seine Mülltonne nicht reinholt, über die Frau, die immer zwei Parkplätze einnimmt oder über meine Tochter, die mit schmutzigen Schuhen durchs Wohnzimmer läuft.

Ein bisschen »gerade gerückt« geht es weiter. Wir sind nicht besser. Und Helden schon gar nicht. Nur weil wir neongelb leuchten. Olli, der aktuell clean ist, ist gerade vielleicht viel mehr Held, als ich es jemals sein könnte.

RTL2 IST WICHTIG ODER:
KANNST DU MAL AUS DEM BILD GEHEN?

⚠ Eigentlich freue ich mich am Ende jeder Notarzt-Schicht auf das Klingeln des Weckers, weil er das Dienstende bedeutet. Blöd ist es, wenn sich kurz vor Schichtende der Pieper entscheidet, nochmal zu klingeln, weil die Leitstelle der Meinung ist, sie müssten mich kurz vor Feierabend in einen Einsatz schicken. Natürlich tun sie das nicht, um mich zu ärgern oder weil sie nichts Besseres zu tun haben, sondern weil der Bürger angerufen hat und wir in seinem Auftrag für seine Gesundheit sorgen sollen. Na ja, jedenfalls ist es 7.40 Uhr und um 8 Uhr wäre meine Schicht zu Ende und meine Ablösung gekommen. Aber genau diese 20 Minuten Vorfreude sind mir nicht gegönnt, und so klingelt der Pieper mit der Meldung »bewusstlose Person«.

Die Meldung »bewusstlose Person« kann nicht nur alles bedeuten, nein, sie bedeutet im Zweifel auch, dass der Einsatz etwas länger dauern wird. Denn wenn es sich tatsächlich um eine bewusstlose Person handelt, dann weiß man schon im Voraus, dass das nicht in zehn Minuten erledigt ist. Ich musste in dieser Nacht schon zweimal raus, also beläuft sich mein Schlafpensum auf zwei Stunden und 30 Minuten – dementsprechend ist meine Laune. Ich habe mir angewöhnt, die Tür des Dienstzimmers immer von innen abzuschließen, da erfahrungsgemäß auch mal ganz gerne die Putzfrau über mir steht und mich zärtlich weckt, indem sie ihren Wischmopp demonstrativ an den Bettrahmen schlägt.

Also renne ich erstmal zielgerichtet gegen die verschlossene Tür, weil natürlich das Umdrehen des Schlüssels immer länger dauert, als die Klinke runterzudrücken. Rumms. Das hat gesessen. Danke, ich bin wach.

Marcel lacht. »Wie gut, dass ich fahre«, ruft er mir zu, während ich meinen Kopf halte und um Mitleid bettele. Bewusstlose Person. Soso. Dann wollen wir mal.

»Die haben mir den Feierabend versaut«, grummel ich und verabschiede mich gedanklich schon mal von Schokocroissant und Latte Macchiato.

»Ach, komm«, sagt mein Kollege, »stell dich nicht so an. Der Einsatzort ist direkt um die Ecke.« Wir fahren los. Interessanterweise kommt einem das Martinshorn auf dem eigenen Dach ziemlich laut vor, wenn man unausgeschlafen noch vor dem ersten Kaffee kurz vor Feierabend die Worte »bewusstlose Person« auf seinem Pieper sieht. Ich wusste gar nicht, dass die Lautstärke des Martinshorns etwas mit dem Zeitpunkt des Aufstehens zu tun hat. Naja, sei's drum, binnen weniger Minuten sind wir da.

Es gibt selten Situationen und Dinge, bei denen ich selbst als Notärztin in Zweifel gerate oder stutzig werde. Einer von diesen Momenten ist es, wenn ich gewisse RTW-Kollegen bereits unten vor der Wohnungstür treffe, die uns breit grinsend und mit den Worten »das ist was für dich« die Tür aufhalten. Das ist eine Art persönlicher Spaß. Bloß nicht spoilern! Soll ja für uns auch noch spannend bleiben. So wie in diesem Fall.

»Guten Morgen, Dirk«, sage ich, obwohl ich mir nicht wirklich sicher bin, dass dieser Morgen noch ein gutes Ende nehmen wird. Dirk ruft mir noch ein gut gelauntes »Vierter Stock!« zu und kann das fiese breite Grinsen nicht unterdrücken. Natürlich. Feuerwehrparterre.

Ein Wort, was ich vorher nicht kannte, aber sich in jedem Wortschatz eines Rettungsdienstlers befindet: Feuerwehrparterre. Ja genau. Ich sollte den Duden anschreiben. Feuerwehrparterre bezeichnet eine sich mindestens im 3. OG und aufwärts befindliche Wohnlage, meist von übergewichtigen oder immobilen, also unbeweglichen, Patienten bewohnt, die ausschließlich dazu dient, das Rettungsdienstpersonal inklusive der Notärztin zu ärgern und deren Kondition zu verbessern, in dem kiloschwere Geräte oft unnützerweise nach oben getragen werden müssen, oder besser noch, genau das, was man nicht mitgenommen hat, erst geholt werden muss. Jeder Schrittzähler hätte seine helle Freude. Fitnessworkout inklusive 10 000 Schritte bereits nach dem zweiten Einsatz erreicht.

»Die Geräte kannst du übrigens direkt unten lassen.«

»Ach, ja? Danke für den Tipp!« Ein erster kleiner Hinweis in unserem lustigen Ratespiel. Ich zucke mit den Schultern, nehme den Monitor natürlich trotzdem aus dem NEF mit und stapfe gemeinsam mit allen anderen den Flur hinauf. Uns kommen zwei Polizisten entgegen, die mir ein Gefühl vermitteln, dringend an die frische Luft zu müssen. Ein kurzes »Wir sehen uns gleich?«, und sie nicken uns zu. Okay, Polizei vor Ort? Geräte unten lassen? Frische Luft? Na super. Da brauche ich keinen Telefonjoker. Ne Leiche. Nicht schon wieder. Offenbar bin ich mal wieder die Letzte, die was mitbekommt. Na klar. Ist zwar noch vor dem ersten Kaffee, aber so weit reicht meine Kombinationsgabe noch aus.

Der Einsatzort liegt also in der vierten Etage, und ich komme immer etwas ins Grübeln, wenn man bereits ab der ersten Treppenstufe einen leicht komischen Geruch in der Nase wahrnimmt. Ich mache diesen Job jetzt auch nicht erst seit gestern, und es gibt Gerüche, die nimmt man hin. Es gibt Gerüche, die nimmt man wahr, und es gibt Gerüche, die will man nicht wahrhaben. In diesem Fall kurz vor Feierabend – vor dem Schokocroissant und dem Latte Macchiato – handelt es sich um die Kategorie 3. Den Geruch, den man nicht wahrhaben will. Ich zum aktuellen Zeitpunkt am allerwenigsten. Während ich also versuche, mich an den Geruch, den ich nicht wahrhaben will, zu gewöhnen, dröhnt parallel dazu durch den Hausflur das zarte Stimmchen einer Moderatorin, die gerade die Wettervorhersage ansagt. Orientiert habe ich mich übrigens nicht am Klingelschild. Das ist nämlich nicht vorhanden. Auch nicht am Text auf dem Pieper, den ich natürlich im Auto vergessen habe, sondern tatsächlich am Geruch. Merke: Immer da, wo es am meisten stinkt, musst du rein. Ich weiß nicht, ob ihr das Gefühl kennt, wenn ihr noch vor dem ersten Kaffee die Mischung aus Fäkalien, Moschus, Essensresten, Vermüllung und abgestandenem Zigarettenrauch einatmen dürft. Ich kann aus eigener Erfahrung sagen, es ist kein Gefühl, was man unbedingt braucht.

Apropos Moschus. Wer jetzt an *Guilty Love* von Gucci denkt oder *CK One* von Calvin Klein: Ganz falsch. Ich vergleiche Moschus immer mit dem süßlichen Leichengeruch. Denn das Zeug ist ein stark riechendes Sekret aus dem haarigen Moschusbeutel eines männlichen Tieres. Die Drüse zwischen Nabel und Penis. Nur dass hier keine falschen Vorstellungen aufkommen ...

Ich stoße die Tür auf. »Jungs, schön, dass ihr mich in diesem Fall vorschickt. Wo ist euer Benehmen? Tür aufhalten wäre schon mal was«, murmle ich und schaue in sechs betretene Augenpaare. In diesem Fall handelt es sich nicht um charmante Zurückhaltung in Gegenwart einer Dame, sondern um Kapitulation. Nur, dass ihr mal wisst, was ich hier durchmache. Marcel hat mittlerweile die Hand, getränkt mit Desinfektionsmittel als Geruchsablenkung, vor dem Gesicht.

»Selbst ist die Frau, sorry«, grummelt er in seine Handfläche. »Blödmann.« Es ist bereits schwierig, vorne an der Eingangstür den Boden zu erkennen. Das ist genau der Moment, wo ich mich über meine Sicherheitsschuhe mehr als freue, weil sie nicht nur meine Füße vor Verletzungen schützen, sondern weil sie tatsächlich auch mit dem Kärcher zu säubern sind.

An dieser Stelle möchte ich gerne eine kleine Verschnaufpause machen. Auch für euch. Wird nämlich noch schlimm genug. Das hier ist keine Geschichte, die man vor dem Einschlafen erzählt oder an einer netten Kaffeetafel bei Oma. Mein Job hat durchaus auch den Vorteil, dass ich über den berühmt-berüchtigten Tellerrand hinaus schauen darf. Ja, darf. Manchmal ist der Blick gelinde gesagt scheiße, aber auch erhellend. Meistens bewegen wir Menschen uns ja in einer Blase. Wir kennen Leute, die ungefähr so sind wie wir. Ist ja logisch. Nette, anständige Männer, Frauen und Kinder mit einem Mindestmaß an Erziehung und Bildung. Die ernähren sich einigermaßen ordentlich, duschen regelmäßig und putzen ihre Wohnung. Mit den »anderen« kommen wir nicht so häufig in Berührung, geschweige denn landen wir in deren Wohnzimmer. Die kennen wir einfach nicht, wissen nicht, unter welchen Umständen sie leben, und können ihre Sorgen, Nöte und Probleme nicht einmal erahnen, weil wir das Glück haben, sie nicht am eigenen Leib zu erfahren. Ja, wir haben da einfach Glück gehabt. Ich lande aber in solchen »anderen« Wohnzimmern. Die Einladung erfolgt nicht immer ganz freiwillig, und anders als bei meinen Freunden und Bekannten weiß ich hier absolut nicht, was mich erwartet. Bereit? Dann können wir ja jetzt weitergehen.

Während wir uns also über Müll, Glasflaschen und Essensreste – ich glaube, zwischendurch sind auch ein paar Möbel an den Wänden erkennbar – unseren Weg bahnen, fallen mir schon bei steigendem Brechreiz die Finger- und Fußabdrücke von Fäkalien an den Wänden und dem Boden auf, zumindest an den Stellen, wo man ihn noch sehen kann. Es ist einfach nur zum Kotzen. Im wahrsten Sinne. Ich versuche meinen eigenen Brechreiz weiterhin zu unterdrücken, greife auf den Desinfektionsmittel-in-Handflächen-Trick zurück und schaffe es tatsächlich ins Wohnzimmer.

Das, was man davon noch erkennen kann, sind zwei Couchen, die über Eck angeordnet sind und natürlich ein

Fernseher. Es läuft RTL2. Daher kam die Wetterfee!»Heute bis zu 27 Grad, stellen Sie sich auf einen wunderschönen sonnigen Tag ein. Gehen Sie raus in den Park. Es ist Freibadsaison.« Freibadsaison? Im Ernst? Der Anblick, der sich mir bietet, wird also von Bildungsfernsehen untermalt und hat mit Freibadsaison und Sonnenschein mal gerade so gar nichts zu tun. Großartig. Ich versuche mich nicht zu übergeben. Marcel hat sich mittlerweile ans Fenster gestellt. Er sieht etwas blass aus. Auf der Couch links sitzt eine hagere Frau. Sie wirkt deutlich vorgealtert, und die Zigaretten vor ihr zeugen davon, dass sie es über Jahre hinweg geschafft hat, sich durch das Rauchen zu konservieren. Sie wirkt betrunken (nur nochmal zur Erinnerung: es ist acht Uhr morgens), starrt auf den Fernseher und registriert überhaupt nicht, dass mittlerweile eine Notärztin und drei Rettungsdienstler mitten in ihrem Wohnzimmer stehen. Inzwischen sind die Polizistinnen auch zurück. Mit Schal vor dem Mund. Bestimmt mit Desinfektionsmittel. Danke, Marcel. Ehre, wem Ehre gebührt.

Auf der anderen Couch bietet sich ein Anblick, den auch ich selten zuvor in meinen Einsätzen gesehen habe: Vor der Couch stehen drei Eimer gefüllt mit einer Mischung aus Erbrochenem, Blut und Durchfall. Über jedem Eimer kreisen bereits die Fliegen. Auf der Couch liegt ein circa 1 Meter 85 großer übergewichtiger Mann, nur bekleidet mit einer halb heruntergezogenen Unterhose und einem weißen Baumwollfeinripp-Unterhemd, zumindest war es irgendwann mal weiß, bäuchlings in seiner eigenen Kotze. Oder ist es Durchfall? Kaffeesatzerbrechen? Teerstuhl? So nennen wir es, wenn frisches Blut durch die Magensäure gerinnt und bei Erbrechen desselbigen dann aussieht wie Kaffeesatz. Bei Stuhlgang dann wie Teer. Jedenfalls ist er tot. Starr und übersät mit Totenflecken. Das hat aber die Zigarettenfrau noch nicht verstanden. Oder nicht bemerkt. So genau weiß man das nicht. Sie steckt sich erstmal eine Kippe an. Marcel reißt ein weiteres Fenster auf.

»Entschuldigung«, frage ich, »haben Sie uns angerufen?« Die Frau nickt.

»Nee«, wirft die Polizistin ein, »das waren die Nachbarn. Die haben bei uns angerufen. Wegen Geruchsbelästigung. Die haben hier auch schon mehrfach angeklingelt, aber es hat keiner aufgemacht. Da haben wir die Tür aufgebrochen.« Wundert mich nicht, denke ich und richte meinen Blick nochmal auf den Mann. Der macht niemandem mehr die Türe auf, und seine Frau erwartet wohl auch schon lange keinen Besuch mehr.

»Seit wann liegt Ihr Mann da?«

»Och, der liegt da ja immer.« Super Antwort, und ich bin nicht wirklich verwundert. Ich versuche weiterhin konstant, meinen Brechreiz unter Kontrolle zu bringen, denn trotz der geöffneten Fenster stellt sich nicht wirklich eine Besserung der Geruchsbelästigung ein.

»Ja, aber wann haben Sie denn das letzte Mal mit Ihrem Mann gesprochen?«, frage ich.

»Das muss so gestern Mittag gewesen sein«, kontert sie, während sie versucht, um mich herum rechts und links ein Bild ihres Fernsehers zu erhaschen. Herzlich Willkommen bei der RTL2-Morningshow! Erst jetzt realisiere ich, dass ich offensichtlich ihren Blick auf den Fernseher versperre. Gut, denke ich. Tot seit gestern Mittag. Das passt ja. Das Ganze wirkt wirklich sehr skurril und mittlerweile eher komisch als tragisch.

Während die Wetterfee uns zum Grillen bei Freunden animiert, schaue ich auf Kaffeesatzerbrochenes, Teerstuhl in Eimern, einer Zigarettenfrau in Dunstwolke und den blassen Marcel im Fensterrahmen. Ich weiß nicht, ob wir uns nicht gerade selbst inmitten einer schlecht inszenierten RTL2-Soap befinden, aber so was könnten sich selbst die Trash-TV-Profis wohl kaum ausdenken. Und das Beste: Die größte Sorge der Zigarettenfrau ist, den Beginn der x-ten Wiederholung von *Frauentausch reloaded* zu verpassen.

»Das heißt, Sie haben mit Ihrem Mann, so wie er jetzt daliegt, seit gestern Mittag nicht mehr gesprochen?«, frage ich mehr mich selbst etwas ungläubig und schaue Dirk an, der sich mittlerweile mit der Ellenbeuge die Nase zuhält und bei Marcel am offenen Fenster steht. Der wiederum kippt Desinfektionsmittel nach. Diesmal nicht nur in die Handfläche, sondern überall im Umkreis von einem Meter. Immerhin hat er wieder eine leichte Gesichtsfarbe.

Die ganze Wohnung ist, abgesehen von Müll, voll von Fäkalien an den Wänden. Und es scheint, als sei der Mann die letzten Stunden nur noch schwer, dann wahrscheinlich gar nicht mehr auf die Toilette gekommen. Es macht den Eindruck, als habe er sich vollgekotet und dann versucht, sich irgendwie an der Wand abstützend den Weg zu bahnen. Jede Spur an Wand und Boden ist nachzuvollziehen. Spuren des Grauens.

»Ja, ich habe ihm einen Eimer gebracht«, sagt sie und zieht erstmal ordentlich an ihrer Kippe.

»Und das hat Sie nicht irritiert, dass er Ihnen auch nicht mehr geantwortet hat? Oder dass es ihm schlechtgeht?«

»Ach, dem geht's ständig schlecht.«.

»Szenen einer Ehe«, grinst Dirk. »Ist ja wie bei mir zu Hause.« Manchmal hilft Sarkasmus. Oder Humor. Ich finde das jetzt allerdings gerade gar nicht lustig und kämpfe immer noch standhaft gegen meinen Brechreiz. Ich gebe nicht auf. Muss ja nicht sein, dass ich hier auch noch meinen Mageninhalt verteile. Ich drehe mich zu Dirk um: »So, genug frische Luft, jetzt wird gearbeitet. Zieh dir bitte Handschuhe an, wir müssen den Patienten umdrehen.«

Dirk rollt die Augen. Naja, ich kann es ihm nicht verübeln. Ich habe auch nicht wirklich Lust, diesen Patienten jetzt anzufassen und mir den Weg durch die Exkremente zu bahnen. Aber letzten Endes gehört die Todesfeststellung, egal, auf welche Art und Weise jemand zu Tode gekommen ist, zu den Aufgaben eines Notarztes. Widerwillig zieht Dirk sich Handschuhe an. Während wir beide uns stark konzentrieren und ich meine Gedanken weg von meinem schwachen Magen lenke, drehen wir den Mann auf den Rücken. Es entweicht letzte Luft aus seinen Lungen, und die Exkremente blubbern im Mundbereich.

»Ich glaube, jetzt muss ich kotzen«, sagt Dirk und schaut mich an. Ich versuche, die Contenance zu bewahren. Der Mann ist mittlerweile schon steif, die Totenstarre hat eingesetzt. Seine Frau guckt weiterhin RTL2 – man darf ja nichts verpassen. Außerdem hat *Frauentausch* angefangen. Endlich normale Leute.

Ich halte fest: Sichere Todeszeichen wie Totenflecke und Totenstarre. Teerstuhl und Kaffeesatzerbrochenes.

Dazu der Scannerblick: Eine Wohnung voll von leeren Bier- und Kornflaschen, oder das, was noch übrig ist. Jetzt muss man nur noch kombinieren.

»Entschuldigung«, sage ich, »ich würde Ihnen gerne etwas mitteilen. Ich muss Ihnen leider sagen, dass Ihr Mann verstorben ist.« Es dauert ungefähr fünf Sekunden bis meine Aussage offenbar in den Ohren der Dame angekommen ist. Sie dreht den Kopf zu mir.

»Was ist er?«

»Tot«, sage ich.

»Tot. Wie jetzt?« Ich weiß nicht, ob sie mich versteht oder was sie versteht, aber sie scheint zu begreifen, dass er weg ist.

»Können Sie bitte endlich mal den Fernseher ausmachen?«, bitte ich. Die Polizistin zieht den Stecker. Und da schaudert es mich. Während der Fernseher mit einem Knacks dunkel wird, wird der Rest es auch. Jemand hat den Stecker gezogen. Einfach so. Eben noch unterhalten, jetzt nicht mehr. Für einen kurzen Moment vergesse ich den Ekel, den Geruch, den Müll, die Fliegen und sehe nur die Frau an. Wie ein Häufchen Elend sitzt sie inmitten ihres verkorksten Lebens und der Stecker wurde gezogen. Bei ihrem Mann. Von jetzt auf gleich.

»Das verstehe ich nicht.« Sie fängt an zu zittern, steckt sich noch eine Zigarette an und steht auf. Wo will sie hin? Während ich ihr hinterher schaue, bahnt sie sich den Weg zur vermeintlichen Küche. »Ich brauch 'n Schnaps.« Ich kann es ihr nicht verübeln. Ich glaube, den könnten hier gerade alle gebrauchen. Aber wir verzichten, es gibt auch kein sauberes Glas mehr. Sie hat sich gleich eine ganze

Flasche besorgt und lässt sich wieder aufs Sofa fallen. Sie tut mir leid.

»Brauchen Sie Hilfe?«, frage ich. »Jetzt und später? So in Ihrem Leben? Sie können doch so nicht weiterleben?« Keine Reaktion. Ein kaputtes Leben. Aber jetzt ist leider nicht der Zeitpunkt für therapeutische Gespräche. Und vor allem nicht die Zeit. *The show must go on.* Hier machen alle nur ihren Job. Und dann geht's weiter. In welches Wohnzimmer auch immer.

»Was glauben Sie?«, fragt die Polizistin mich.

Mein Verdacht ist eine Leberzirrhose durch Alkoholkonsum. »Mit Blutung, vielleicht Ösophagusvarizen.«

»Jetzt nochmal für Beamte«, bittet sie.

»Die Leber ist kaputt und quasi nur noch wie ein Stein ohne Funktion, dadurch staut sich das Blut zurück und sucht Wege, die Leber zu umgehen. Einer davon ist dann quasi ein Krampfadergeflecht an der Speiseröhre. Und wenn die platzen, ist Feierabend. Er ist innerlich verblutet.«

»Das war jetzt sehr plastisch erklärt. Danke, kapiert.« Kripo ist informiert. »Wundern Sie sich nicht«, wende ich mich der Zigarettenfrau noch einmal zu, die wild nestelnd zwischen Korn und Kippe auf der Couch hin und her rutscht. »Es ist normal, dass die Kriminalpolizei kommt. Sie müssen keine Angst haben. Ich kann als Notärztin hier vor Ort nicht sicher die Todesursache feststellen, ein Verdacht reicht da nicht aus. Von daher muss ich die Todesursache als ungeklärt konstatieren. Die Kripo wird Ihren Mann mitnehmen, damit gegebenenfalls ein Rechtsmediziner alles Weitere klärt.« Ob von meinen Worten irgendetwas bei ihr angekommen ist, weiß ich nicht. Aber selbst *Frauentausch* hat offenbar seinen Reiz verloren. Vielleicht liegt es auch daran, dass hier im Hintergrund nichts mehr zur Ablenkung flimmert. Der Fernseher bleibt schwarz. Nach dem ersten Schock kommt jetzt die Wut.

»Ich hab dem immer gesagt, der soll mit der Sauferei aufhören!«, schreit sie und nimmt einen großen Schluck aus der Kornflasche.

Ihr Mann wird abgeholt werden, aber die Spuren werden bleiben. In der Wohnung, in ihrem Leben. Und sie wird nichts ändern können. Weil sie es verpasst hat, umzuschalten, als es vielleicht noch möglich gewesen wäre, bevor jemand den Stecker zieht.

»Kommt«, sage ich. »Wir gehen.« Dirk nickt. Marcel reicht mir einen Totenschein, und ich mache meine obligatorischen Kreuze. Wir verlassen die Wohnung. Es mischt sich der üble Geruch, der an unserer Kleidung haftet, mit Müdigkeit, Verzweiflung und Traurigkeit.

Auf dem Weg zurück zur Wache bin ich nachdenklich. Ein total vermülltes Leben. Wann ist der Punkt, wo man nicht einmal mehr realisiert, dass man mitten im Müll sitzt? Trinkt man, um zu vergessen, oder vergisst man, weil man trinkt? Verdrängt man dann einfach, dass jemand fast einen Tag tot neben einem liegt und es so stinkt, dass sogar die Fliegen Reißaus nehmen? Es beschäftigt mich. Solange wir uns nur in unserer Heile-Welt-Blase bewegen, sehen wir das Elend nicht. Aber es gibt sie, arme, hilflose Menschen, verlorene Seelen, die man vergessen hat; sich selbst überlassen, die nichts mehr im Griff haben. Nein, ich kann nicht alle retten. Aber ich würde es gerne. Da ist er wieder der Gegensatz: Hoffnung und Wirklichkeit.

»Und das war's jetzt?«, frage ich Marcel.

»Klar«, sagt er, »Feierabend.« Aber das meinte ich gar nicht. Um den Feierabend geht es schon lange nicht mehr. Es geht um Müll und ums Steckerziehen. Und manchmal frage ich mich, ob das spontane Steckerziehen in manchen Fällen nicht wirklich ein echter Glücksfall ist.

Als ich an diesem Morgen nach Hause komme, kann ich nichts essen. Der Appetit ist mir vergangen. Ich habe den Geruch in der Nase und stehe nun seit mehr als einer Stunde in der Dusche. Ich habe eine ganze Flasche Shampoo verbraucht, meinen kompletten Körper in Seife getaucht, mit der Bürste abgeschrubbt – und ich rieche den Gestank immer noch.

Wie paralysiert ziehe ich mein Bett ab und beziehe es neu. Versprühe Parfum. Es hilft nichts. Schlafen geht auch nicht. Dann eben joggen. Das hilft meistens. Und danach ist selbst der übelste Geruch aus der Nase.

Todesfeststellung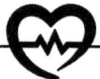

Die Todesfeststellung und gegebenenfalls eine anschließende Leichenschau ist eine ärztliche Aufgabe. Bei der Untersuchung gibt es sichere Todeszeichen: Totenstarre (Rigor mortis), Totenflecken, Fäulnis oder tödliche Verletzungen am Körper.

Ein Gerichtsmediziner muss die genaue Todesursache dann feststellen, wenn sie vor Ort nicht exakt bestimmt werden kann oder dies aus kriminaltechnischen Ermittlungsgründen notwendig ist. In unserem Fall habe ich zwar den Tod des Mannes festgestellt, aber die genaue Ursache nicht. Ich bin nicht seine Hausärztin, kenne die Vorgeschichte des armen Mannes nicht und kann nicht mit Sicherheit sagen, was letztendlich zum Tod geführt hat.

BEIM RETTUNGSDIENST

Der Rettungsdienst kommt bei medizinischen Notfällen aller Art: Verletzungen, Vergiftungen, Erkrankungen. Mit Hilfe von qualifiziertem Rettungsfachpersonal und den geeigneten Mitteln versuchen wir schnell und professionell zu helfen. Leben retten, Leid zu lindern. Unser täglich Brot ... Seit gut zehn Jahren arbeite ich als Notärztin im Rettungsdienst. Der Rettungsdienst ist die professionelle präklinische medizinische Hilfe für Notfallpatienten und rund um die Uhr für die Bürgerinnen und Bürger im Einsatz. Zunächst ein paar Alltagsfakten. Habe ich als Notärztin Bereitschaftsdienst, befinde ich mich auf einer Feuerwache. 24 Stunden lang. Meist hat man uns einen Abstellraum liebevoll als Dienstzimmer hergerichtet. Da harren wir dann der Dinge, die da kommen. Kommt ein Notruf rein, entscheidet die Leitstelle beziehungsweise der Leitstellendisponent, ob der Rettungstransportwagen (RTW) mit oder ohne Notärztin rausfährt. Fahre ich bei Bedarf mit den Kollegen im RTW oder fahre ich in einem Notarzteinsatzfahrzeug? Was sind da die Unterschiede?

NEF und RTW

Diese ganzen Abkürzungen mögen nicht jedem geläufig sein. Einen Rettungswagen hat aber jeder schon mal gesehen. Kurz: RTW, der Rettungstransportwagen. Hierbei handelt es sich um Fahrzeuge des Rettungsdienstes für die Notfallrettung. Sie sind personell und ausstattungstechnisch für die Versorgung, Überwachung und den Transport von Notfallpatienten ausgelegt. Also Menschen mit einer bereits bestehenden, zu erwartenden oder nicht auszuschließenden Lebensgefahr. Wählt man die 112, um einen Notruf abzusetzen, kommt mindestens der RTW. Der Leitstellendisponent entscheidet, ob zeitgleich gegebenenfalls ein Notarzt mitalarmiert wird. Handelt es sich um ein Kompaktsystem, sitzt der Notarzt gleich mit im Wagen, der Notarztwagen (NAW) ist aber selten geworden. Schöner und mittlerweile fast flächendeckend im Einsatz ist das Rendezvous-System, klingt nicht nur romantisch, hat auch noch andere Vorteile.

Bei diesem System treffen sich RTW und Notarzteinsatzfahrzeug (NEF) am Einsatzort. Im NEF sitzen ein Notfallsanitäter und ein Notarzt. Es hat je nach Stadt oder Landkreis weitere medizinische und technische Ausstattung an Bord. Das NEF hat also die Aufgabe, den Notarzt oder die Notärztin zum Einsatzort zu bringen. In meinem Fall ist das auch deshalb besser, weil ich vor allem nachts und mit meinem desolaten Orientierungssinn nie ankommen würde. Mit dem RTW kann dann gegebenenfalls der Patient ins Krankenhaus transportiert werden. Oft müssen wir den Weitertransport gar nicht begleiten, dann werden die Patientinnen der RTW-Besatzung übergeben, und das NEF-Team ist bereit für den nächsten Einsatz. Sollten wir aber mitfahren, weil der Zustand des Patienten es erfordert, bleibt der Notarzt mit im RTW und das NEF fährt hinterher. Ein Rendezvous-System hat also viele Vorteile, nicht nur für die Notärztin ... Gut, das hätten wir jetzt geklärt. Kommen wir zu den Menschen beziehungsweise den Einsätzen.

Hat irgendjemand die 112 gewählt, kontaktiert uns die Leitstelle mit einer kurzen Info: Person bewusstlos. Sturz von Dach. Krampfanfall. Der Kollege und ich steigen ins NEF (wir haben uns für das romantische System entschieden) und nach ein paar Minuten stehen wir auf der Matte. Angefordert, aber unangekündigt. Besuch war ja nicht geplant. Auf jeden Fall nicht unserer.

Ich habe im Laufe des Rettungsdiensts schon einige Wohnungen und Häuser von innen gesehen. Man kommt ja ständig in Privathaushalte, in die man nicht eingeladen wurde, unvorbereitet, ohne Vorwarnung, denn wenn wir angerufen werden, ist ja meist Gefahr im Verzug – zumindest ist ja deswegen der Notarzt mitalarmiert.

Ich möchte euch nur mal einen kleinen Eindruck beschreiben, was wir teilweise vorfinden. Ich habe in meiner kleinen Spießerwelt ja immer gedacht, dass eine allgemeine Grundhygiene, also Müll in den Mülleimer und Exkremente in die Toilette, zum allgemeinen Standard gehört. Weit gefehlt. Wo für mich vorher der schlimmste Geruch der von faulendem Essen in der Mülltonne war, bin ich seit der Rettungsdiensttätigkeit in Geruchserlebnisse eingetaucht, die mit Genuss wenig zu tun haben.

Meine nasalen Vorlieben beschränken sich auf Weinproben, Rosmarinkartoffeln und Bratensoße, nicht aber auf kniehohe Exkremente von Tier und Mensch, Mülldeponien oder Leichenteile. Gut, man lernt nie aus. Ich muss aber definitiv sagen, dass meine Toleranz üblen Gerüchen gegenüber niemals zu meinen besten Fähigkeiten gehören wird. Jeder hat seine Schwächen, und meine sind definitiv schlechte Gerüche. Ich halte sie kaum aus ohne Würgereiz. Und die Anzahl der Würger beim Betreten der Wohnung hängt unmittelbar mit der Stärke des Geruchs zusammen. Ich habe es sogar einmal geschafft, mich tatsächlich aus dem Fenster zu übergeben, als meine Kollegen einen Mann aus einem Sessel gehoben haben, in dem er eine Woche unverändert gesessen hatte (tot natürlich).

Abgesehen von dem Ammoniakgeruch bei Leberversagen, den man schon beim Eintreffen im Flur wahrnehmen konnte, folgte dann beim Heben aus dem Sessel ein Feuerwerk aus Schweiß und allerlei festen und flüssigen Exkrementen, dass ich, Gott sei Dank am Fenster stehend, als mich die Duftwolke unverhofft traf, nur noch das Fenster aufmachen und rauskotzen konnte. Überlebensreflex. Da hatte ich keine Chance mehr. Dann betrat auch noch die Tochter des Toten, eine Hochschwangere, die Bühne und konnte überhaupt nicht verstehen, wo mein Problem liegt. »Das riecht hier immer so.« Prima. Als mich dann noch die ähnlich hygienisch heruntergekommene Nachbarin belehren wollte, ich hätte wohl den falschen Job und ihn mir schließlich ausgesucht und müsse das abkönnen, verlor ich mal für einen kurzen Moment die Fassung.

»Nein, muss ich nicht!« Und ich finde, wir müssen

auch nicht alles unkommentiert hinnehmen. Ja, wir wissen, dass es uns visuell, olfaktorisch und emotional in vielerlei Hinsicht treffen kann, aber ich habe mir nicht damit gleichzeitig ausgesucht, Patienten behandeln zu müssen, die seit Jahren auf jegliche Hygiene scheißen. Und wenn es oftmals nicht um Notfälle gehen würde, würde ich tatsächlich die Menschen bitten, sich zumindest mal zu waschen und ein einigermaßen sauberes Hemd anzuziehen und aus ihrer verdreckten und stinkenden Wohnung zu kommen. Aber das ist eben der Unterschied. Wir kommen, wann wir sollen, und nicht, wann es passt.

Meine persönliche Schmerzgrenze liegt sicherlich deutlich höher als die vieler anderer, aber auch ich habe eine. Und spätestens bei einem Einsatz, als uns ein siebenjähriger Junge angerufen hatte, weil sein besoffener Vater komatös auf der Couch lag, war sie erreicht. Wenn du in eine Wohnung kommst, wo Kinderspielzeug neben Katzenscheiße und Einstreu liegt und Kinder gemeinsam mit den Katzen vom Boden essen (ich möchte gar nicht wissen was), bist du ganz kurz davor, die Fassung zu verlieren. Und wenn der Vater an dem Wochenende, an dem er die Kinder hat, damit die 23-jährige Mutter mal so richtig Party machen kann, so besoffen ist, dass der Siebenjährige seine dreijährige Schwester versorgen muss und die Feuerwehr anruft – ja, dann ist meine Schmerzgrenze erreicht. Wenn nicht gar überschritten. Abgesehen von den Tränen, die wir unterdrücken mussten angesichts dieser unfassbaren Zustände.

Der Vater hatte, wie sich rausstellte, nicht nur Alkohol konsumiert, und ich habe sofort Polizei und Jugendamt angerufen und Kindeswohlgefährdung gemeldet. Ich hätte diese beiden Kinder so gern eingepackt, wäre mit ihnen zu McDonald's gefahren, hätte ihnen anschließend eine Badewanne mit ganz viel duftendem Schaum eingelassen und schöne Musik aufgedreht. Wir hätten gesungen und gelacht und nach dem Schlüpfen in eine frisch gewaschene Kuschelklamotte Chips gegessen und einen Film geguckt. Aber das war nur mein Kopfkino. Stattdessen musste ich den besoffenen Vater ins Krankenhaus bringen. Und bevor ich meinen Mann fragen konnte, ob wir nicht statt zwei auch vier Kinder groß bekommen, berichtete die Dame vom Jugendamt am Telefon, dass ihr diese Familie schon bekannt sei. Schwieriger Fall und so. Ich habe gedacht, ich höre nicht richtig! Schwieriger Fall. Das kann man wohl so sagen. Keine Sekunde länger darf man diese Kinder in der Obhut dieser Eltern lassen. Was muss noch passieren?

Aber abgesehen von diesem Fall und bevor ich hier beim Schreiben noch mehr Puls bekomme, wollte ich ja eigentlich über die allgemein oft grausame Wohnungssituation hinter verschlossenen Türen berichten, wenn wir zwecks Rettung gerufen werden. Glaubt mir, selbst wenn ich euch bitte, dass ihr es euch vorstellt, ihr könnt es nicht. Ich konnte es auch nicht, bis ich es selbst erlebt habe, und ich bin immer noch teilweise überrascht, wenn die Tür aufgeht. Bereit? Einsteigen, bitte! RTW und NEF kennt ihr ja jetzt, dann will ich euch mal ein paar Geschichten vom Rettungsdienst erzählen.

HERBERT UND GIIIISELA

Ich schlafe. Also so wie immer nachts. Auch in einem 24-Stunden-Dienst ziehe ich es vor, zu schlafen, wenn es dunkel ist. Ich versuche es zumindest. Und dann läuft es meistens doch nur aufs Dösen hinaus. Das Dienstzimmer ist nicht nur hellhörig, sondern auch viel zu hell. Ein altes Bett an der Wand, grauenvoller PVC-Boden, der Charme einer Abstellkammer. Wieder mal, aber das bin ich mittlerweile gewöhnt. Ärzte schlafen grundsätzlich in den gruseligsten Abstellkammern, diese geht noch. Ich hab schon ganz andere gesehen. Ich weiß nicht, warum man uns nicht einfach ein nettes Zimmer einrichten kann. Schwedisches Möbelhaus würde ja völlig ausreichen, muss ja nicht teuer sein. Im Nebenzimmer, eine Tür weiter, schläft Heiko. Er ist Notfallsanitäter und mein Chauffeur für heute. Der Vorteil als Notärztin ist, dass ich nicht selbst fahren muss. Was für ein Service. Abgesehen davon kenne ich Heiko schon seit der Schulzeit. Wir sind ein Dreamteam. Meist ist es dann eben auch egal, wie stressig der Dienst wird. Wir beide kommen immer klar.

Schon wieder Alarm. Ich schrecke hoch. Finde den blöden Pieper nicht. Der macht Krach, als wären gerade alle

Sirenen gleichzeitig angegangen. Wo ist der blöde Lichtschalter? Es klopft an der Tür. Heiko. »Carola, hörst du den Pieper nicht?«, lacht er.

»Ich komm dir gleich mal mit deinem ›Hörst du den Pieper nicht?‹« Heiko lacht herzhaft, er ist offenbar bestens gelaunt. Den Pieper höre ich, vielleicht sollte man diese Funktion auch beim Lichtschalter einbauen. Ich finde den blöden Lichtschalter nicht. Rumms. Das war der Mülleimer. Die Hose halb hoch gezogen, Schuhe in der Hand finde ich die Klinke und falle fast in den neongrell erleuchteten Flur der Feuerwache.

Heiko grinst mich an. »Brauchst du Hilfe? Normalerweise helfe ich ja lieber beim Ausziehen, aber in deinem Fall mache ich eine Ausnahme.« Ich finde das gerade gar nicht lustig. Nachdem ich zumindest Hose und Schuhe sortiert habe, bleibt auch endlich mal Zeit, die Depesche zu sichten. Ich schaue mir die Meldung an, die bei uns eingegangen ist: Bewusstlos. Soso. Schon wieder.

»Sind heute eigentlich alle bewusstlos?«, frage ich, während ich schlaftrunken ins NEF steige.

»Es ist Vollmond«, meint Heiko trocken. »Du weißt, was das heißt. Komm, die anderen vermeintlich Bewusstlosen haben wir doch auch ganz gut hingekriegt. Unterzuckerung: wieder wach. Krampfanfall: wieder wach. Und ein Toter, der schon zwei Tage in der Wohnung lag. Da konntest selbst du nichts mehr machen.«

»Stimmt«, antworte ich. »Du kennst mich, ich rette alle, aber da komme selbst ich mit meinem ›Notfalladrenalin‹ nicht weiter.« Wir lachen.

»Carola, du kannst eben nicht alle retten!« Die Digitaluhr leuchtet blau. 2.41 Uhr. Nun also nochmal: bewusstlos. Tatsächlich auch einfach mal mitten in der Nacht. Na toll. Heiko startet den Motor. »Anschnallen, Frau Doktor, nicht, dass noch was passiert!« »Genau, wer hilft uns dann?«, grinse ich.

Nicht, dass hier eine falsche Vorstellung aufkommt: Es ist nicht so, dass wir um diese Uhrzeit immer ein Feuerwerk der guten Laune versprühen. Zwei Spaßvögel im Einsatz? Nein, sicher nicht. Heiko kann auch wortkarg sein, müde und muffelig. So wie ich auch. Aber manchmal übermannt uns eben auch die gute Laune. Kommt alles vor. Und egal, wie es ist, wir kommen immer klar. Geduldig hält er mich aus. Und ich ihn. Das reibe ich ihm jedes Mal unter die Nase. Ich finde, das kann man nicht oft genug sagen. Und heute Nacht ist die Stimmung tatsächlich gut. Heiko gibt Gas. Jedes Mal, wenn ich nachts im NEF sitze, frage ich mich, wie die Jungs und Mädels es schaffen, einigermaßen wach das Fahrzeug zielgesteuert zum Einsatzort zu befördern. Ich schaffe es nicht mal, die Schuhe richtig anzuziehen. Rechts und links ist aber auch manchmal kompliziert. Wir sind da. Schon sieben Minuten gefahren? Ich habe nichts mitbekommen.

»Aufwachen, Schlafmütze!« Heiko stößt mich an. »Komm. Unser Einsatz.« Vor der Tür steht schon der RTW. Das Blaulicht erhellt die umliegenden Häuser. Schon fast romantisch, denke ich und schnappe mir den Monitor. Ohne den geht gar nichts. Ihn nehmen wir bei jedem Einsatz mit zum Patienten, um zum Beispiel den Blutdruck zu messen und ein EKG zu schreiben. Die beiden Kollegen steigen aus dem Rettungswagen und nicken mir wortlos zu. Kann ich ihnen nicht verübeln. Ist eben nicht jeder redselig nachts um drei. Vollstes Verständnis.

Wir klingeln an der Haustür einer wunderschönen Altbauvilla. Der Vorgarten ist perfekt erleuchtet, auch mitten in der Nacht, das Herzlich-Willkommen-Schild ziert die drei Meter hohe Flügeltür. Nett, denke ich. Wenigstens müssen wir mal nicht nach oben in die vierte Etage laufen. Wir werden schon erwartet. Eine Dame um die 70 in einem hellblauen Morgenmantel öffnet die Tür und winkt aufgeregt, während sie uns entgegenkommt. Für einen kurzen Moment überlege ich, ob sie nicht vielleicht auch Hilfe benötigt, so schnell atmet sie und ist kaum zu beruhigen.

»Atmen.« Ich schaue sie an, lächele und lege meine Hand auf ihre Schulter. »Atmen nicht vergessen.« Doch sie ist völlig aufgelöst, also versuche ich es nochmal ganz ruhig: »Was können wir für Sie tun?«

»Mein Mann! Schnell! Er wird nicht mehr wach! Ich habe solche Angst.«

»Wo ist denn Ihr Mann?« Auch Heiko versucht sie zu beruhigen.

»Im Schlafzimmer! Kommen Sie schnell!« Zu viert eilen wir die Treppe hinauf hinter ihr her. Am Ende der Treppe stößt die Dame die Tür zum Schlafzimmer auf. Ein perfektes Zimmer. Innenarchitektonisches *Schöner Wohnen*, Sonderausgabe. Jedes Kissen passt zum Mobiliar, die Tagesdecke besser gefaltet, als es der Hersteller könnte. Blitzschnell checke ich den kompletten Raum. Ich kann mich dagegen gar nicht wehren. Berufskrankheit. Egal, in welche Stube ich komme, mein Blick nimmt alles auf: eine leere Weinflasche auf dem Wohnzimmertisch, Tabletten auf dem Nachtschränkchen, ein angebissener Cheeseburger, ein voller Aschenbecher, ein halber Joint. Das alles kann mir Hinweise liefern und am Ende hilfreich sein. Ich komme mir manchmal vor wie in der Virtual-Reality-Welt: Meine Augen gleichen einem Scanner, der binnen Sekunden in der Lage ist, jedes Detail einzuscannen. Es ist wirklich spannend, denn sobald ich am Einsatzort das NEF verlasse, bin ich wie angeknipst. Hellwach. In Alarmbereitschaft. Mein Adrenalinspiegel sorgt sich um mich. Wie passend.

Aber zurück zu »unserem Bewusstlosen« in den Kissen. Ich scanne die Seidenvorhänge, das Familienbild, die Flasche Wasser neben dem Bett, die gebügelten Unterhosen auf dem sündhaft teuren Ohrensessel. Den Brockhaus-Band im Echtholzregal. Und die Hörgeräte. Auf dem Nachttisch.

Inmitten eines exorbitant teuren Wasserbetts unter Dior-Bettwäsche liegt »Herbert«. Das zumindest sagt die Dame. Herbert, auch so um die 70, in Linksseitenlage, knittert offenbar gern die Bettdecke zwischen seine Beine. Gemütlich, denke ich und werde ein bisschen neidisch.

Ich schaue die Jungs an und lächle. Dann wende ich mich der Dame zu. »Beruhigen Sie sich.« Situation gescannt, Gefahr erkannt. Es gibt nämlich keine. Ich zwinkere Heiko zu. Dann wollen wir mal. Ich versuche Herbert auf den Rücken zu drehen.

»Hallo? Hören Sie mich?« Okay, dann eben so. Ich balle meine Hand zu einer Faust und setze den klassischen Schmerzreiz. Ein guter Trick, um zu sehen, ob jemand tatsächlich bewusstlos ist. Und sehr effektiv, weil so schön schmerzhaft – aber natürlich ungefährlich. Unangenehm reiben meine Handknochen über das Brustbein von Herbert.

»Hallo, Feuerwehr«, brülle ich in etwa der Dezibellautstärke eines startenden Düsenjets. Natürlich, die Hörgeräte! Ja, die hatte ich eben schon gescannt. Herbert schreckt hoch. Und zwar so richtig. Ich schaffe es gerade noch, seiner nicht wirklich zielgerichteten Linken auszuweichen, und stolpere rückwärts gegen Heiko.

»Na na«, lache ich, »Sie wollen doch nicht die Notärztin ausknocken.« Zwei aufgerissene Augen im Seidenschlafanzug, braun-schwarz-gestreift mit Doppelknopfleiste, starren mich an. Ich bin mir nicht mehr sicher, wer jetzt ungläubiger schaut. Die Dame im Morgenmantel, die RTW-Besatzung, Heiko, der mich auffängt, oder tatsächlich Herbert.

»Guten Abend«, grinse ich. »Feuerwehr.«

»Was zum Teufel ist hier los? Giiiiiisela!« Das I in Gisela dauert etwa gefühlt so lange wie die Anfahrt zur Einsatzstelle gedauert hat. Giiiiisela!

Die hellblaue Gisela hat die Sprache verloren. Ich springe ein: »Ihre Frau hat sich Sorgen gemacht. Sie hat Sie nicht wach bekommen und uns angerufen.« Herbert schaut wie eine Mischung aus traurigem Hund und Handgranate kurz vor der Explosion.

»Ich habe geschlafen! Gisela, warum weckst du mich um ... Wie viel Uhr ist es überhaupt?«

»3.05 Uhr«, antwortet Heiko und verdreht die Augen.

»Gisela, ich schlafe um 3.05 Uhr. Was soll die Feuerwehr da machen?!? Ich schlafe nun mal mitten in der Nacht.«

»Wir übrigens normalerweise auch.« Oh, Sie können

sprechen! Offenbar ist die RTW-Besatzung auch gerade wach geworden.

Gisela steht mittlerweile vor dem maßgeschneiderten Einbaukleiderschrank und würde am liebsten darin verschwinden.

»Das ist mir jetzt aber unangenehm«, stammelt sie und starrt auf den Boden. Die Jungs verdrehen die Augen.

»Und mir erst!«, brüllt Herbert.

Ich kann mich vor Lachen nicht mehr halten. »Schön, dass wir helfen konnten. Wir sind dann mal weg. Ihnen noch eine gute Nacht.«

»Als ob ich jetzt schlafen könnte!« Der arme Mann. Ich stelle mir dieses Szenario aus seiner Sicht nochmal vor. Du schläfst tief und fest. Plötzlich stehen vier Menschen in leuchtenden Neonklamotten, voll bepackt mit Geräten, mitten in deinem Schlafzimmer. Geweckt wirst du von einem Schmerzreiz reibender Knochen – mitten aus dem Tiefschlaf. Ich würde den Schock meines Lebens kriegen. So wie Herbert. Ich mache drei Kreuze, dass er nicht wirklich einen Herzinfarkt bekommen hat.

Herbert sitzt aufrecht im Bett und starrt uns immer noch fassungslos an. Ich könnte mir diesen Schlafzimmertraum noch stundenlang angucken, und Gisela sieht so aus, als wäre sie jetzt lieber nicht mit ihrem Herbert alleine. Aber wir müssen das traute Paar leider verlassen.

»Na toll, die Nacht ist wohl rum«, meckert Heiko. Das stimmt. Aber auch für Herbert. Und der schläft heute Nacht bestimmt nicht mehr. »Das traut der sich nicht. Dann könnte die resolute Notärztin ja plötzlich wieder an seinem Bettchen stehen!« Wir lachen.

»Komm, wir holen uns einen Kaffee, jetzt sind wir eh wach.« Wir halten an der Tankstelle. Heiko zwinkert mir zu: »Schlaflose Nächte mit dir machen einfach Spaß.« Ich glaube, das sieht Herbert anders. Ich amüsiere mich tatsächlich über diesen Wake-up-Call, aber Heiko wird ungewöhnlich ernst. »Es ist bemerkenswert, dass du nicht sauer bist, Carola. Ich finde so was echt unnötig.«

»Da hast du recht, ich schlafe auch lieber nachts, außer ich habe die Aussicht auf einen Kaffee mit dir.« Heiko lächelt. »Aber viel schlimmer wäre doch die Tatsache gewesen, er hätte wirklich etwas Ernstes gehabt. Dann stünden wir hier nicht nachts zufrieden Kaffee trinkend auf dem Parkplatz, sondern wären nicht nur schwer beschäftigt, sondern auf dem Weg in den Schockraum. Und du weißt, das dauert länger als 'n Kaffee.«

»Ich weiß, was du meinst«, pflichtet mir Heiko bei. »Allerdings gehen mir diese Einsätze nach all den Jahren echt auf den Zeiger. Ich habe ja kein Problem, zu einem echten Notfall rauszufahren, aber nicht, um jemanden zu wecken.«

Mittlerweile sind wir also nicht nur Tröster, Taxifahrer und Mädchen für alles, sondern auch noch Wecker.

»Siehste«, sage ich fröhlich, »hat sich deine Ausbildung doch irgendwie gelohnt. Und der unangenehme Wecker war ich ja. Ich sag nur: Schmerzreiz. Gelernt ist eben gelernt.«

Wann ruft man die 112?

Zunächst mal: Die 112 ist eine NOTRUFNUMMER. Ganz wichtig!

Die wählt man im NOTFALL! Jeder definiert natürlich einen Notfall anders. Aber ein entzündetes Haar nachts um 23 Uhr? Nein, das ist KEIN Notfall. Wenn ein Rettungswagen oder die Feuerwehr benötigt wird. Wenn Sie dringend einen Arzt brauchen, Zeuge eines schweren Verkehrsunfalls sind oder einen Brand bemerken – das ist ein echter Notfall. Dann kommen wir nicht nur schnell, sondern auch gerne. Denn die 112 ist für akute und / oder lebensbedrohliche Situationen reserviert: Anzeichen von Herzinfarkt oder Schlaganfall, schwere Verletzungen, hoher Blutverlust, Ohnmacht, Bewusstlosigkeit (nicht Tiefschlaf!). Zu den akuten Notfällen gehören zum Beispiel auch ein allergischer Schock, starke Schmerzen oder Atemnot. Die 112 gilt übrigens in der gesamten europäischen Union.

VERSCHÜTTET

Das sanfte Neonlicht der Notbeleuchtung in der Wachabteilung scheint durch mein Rollo, das nicht einmal mehr richtig schließt. Ich gehöre zu den Menschen, die ganz schlecht außerhalb von zu Hause schlafen können. Ich bin quasi ein Heimschläfer. Ich brauche mein Kissen, meine Decke. Und eigentlich auch mein Bett. Denn selbst wenn ich Kissen und Decke mit zur Wache bringe, kann ich nicht schlafen. Also döse ich mal wieder. Mein Zimmer hier ist zum Wachhof raus, das heißt jeder Lichtschein, jedes Fahrzeug, das den Hof verlässt, bleibt nicht unbemerkt. Das sanfte Neonlicht scheint durch das kaputte Faltrollo und berührt den alten braunen Schreibtischstuhl, der besser auf dem Sperrmüll aufgehoben wäre. Zwischendurch fährt immer mal wieder ein RTW aus der Halle. Sonst ist es ruhig. Kein Geräusch. Nirgends. Ein bisschen schaurig ist das schon, denke ich und drehe mich zur Wand. Stellung wechseln. Vielleicht kann ich so einschlafen. Ein Blick auf die Uhr: drei Minuten nach Mitternacht. Ist ja noch früh.

Ich muss wohl doch eingeschlafen sein, denn plötzlich schrecke ich hoch: Mein Pieper gibt keinen Mucks von sich, vielmehr ist es der Alarm des Löschzugs und das Ausrücken mehrerer Wagen, die gefühlt mitten durch mein Dienstzimmer fahren. Die Dauersirene weckt die gesamte Wache.

Ah, es brennt. Nichts für mich, denke ich und erhasche das Blaulicht der Wagen durch den Spalt im Rollo. Kein Grund zur Aufregung. Ich bin nicht gemeint. Diesmal nicht ... Ich döse weiter. Keine Stunde später klingelt der Pieper. War ja klar. Es ist hell genug im Raum, meine Sachen zu finden und anzuziehen. Ich quittiere den Alarm und begebe mich Richtung NEF. Da ich den kürzesten Weg habe, bin ich wie immer als Erste da.

Mist, ich habe vergessen, in den Spiegel zu schauen. Da bin ich eitel. Zumindest die Frisur darf nicht aussehen wie nach einem Wüstensturm. Zu spät. Ich sitze schon im NEF. »Nicht mal an einen Kosmetikspiegel wird bei den Autos gedacht«, grummel ich.

»Das kann ja nur ein Mann konzipiert haben.« Währenddessen geht die Tür auf. Mark steigt zu. »Wieso? Deine Haare liegen 1A«, lacht er.

»Das liegt nur daran, dass du deine Brille vergessen hast«, raune ich ihm zu. »Ne, die ist hier.« Er greift in die Seitenablage der Fahrertür. »Ich bin bestens vorbereitet. Nur deinen Kosmetikspiegel habe ich vergessen.«

»Blödmann«, lache ich. »Wer keine Haare mehr auf dem Kopf hat, sollte sich mal ganz bedeckt halten.« Er startet den Motor. Ich ziehe den Pieper aus der Tasche. Was liegt denn an? »Lagerbrand.«

»Lagerbrand?«, frage ich ungläubig. »Sollen wir da jetzt die Notfalllöschdecke auspacken, oder was? Was sollen wir denn da?«

»Mmm ...« Mark hat auch keine Ahnung. Lagerbrand. Das war bestimmt das Einsatzstichwort des Löschzugs von vor einer Stunde. Aber was sollen wir da? »1-NEF-1 für Leitstelle, bitte kommen.« Die raue Stimme des Disponenten dröhnt bei Lautstärke 12 in meinen Ohren. »Mach das leiser!« »Jaja, schon gut!« »1-NEF-1 hört.« »Ihr seid nachgefordert vom Löschzug. Da ist irgendwas passiert.« Aha. Na gut. »Irgendwas passiert« ist ja ne super Info. Jeder Einsatz eine Wundertüte, immer ein kleines Überraschungs-Ei. Wenn nichts passiert wäre, hätte man uns wohl kaum aus dem Bett geholt. Aber *was* genau passiert ist, erfahren wir nicht. Ein Lager brennt? Oder hat gebrannt? Mitten in der Nacht? Da wird ja wohl keiner mehr gearbeitet haben? Oder doch? Oder Brandstiftung, und der Feuerteufel hat's nicht rechtzeitig raus geschafft? Ich runzel die Stirn. Alles nur Spekulation.

»Los, Mark, gib Gas. Je schneller wir da sind, desto schneller sind wir wieder im Bett.«

»Jawoll!« Der Motor heult auf. Ist nicht weit. Wir biegen in die Straße des Einsatzes ab. Es ist stockduster. Aufgereiht wie an einer Perlenschnur parkt der Löschzug. Fahrzeuganordnung *par excellence*. Wir werden langsamer. Die leuchtenden Blaulichter werfen auf die Straße immer wieder hellere und dunklere Schatten. Plötzlich springt jemand vor unser fahrendes Auto. In Feuerwehrmontur war er nicht sofort zu erkennen.

»Stefan, Alter!«, brüllt Mark. »Soll ich dich überfahren, oder was?«

Stefan trommelt auf die Motorhaube. »Bleib stehen, verdammt! Bleibt stehen!« Irritiert tritt Mark auf die Bremse und zieht den Schlüssel ab. Ich fahre das Beifahrerfenster runter, und der Feuerwehrkollege kommt zu meiner Tür. Er sieht völlig aufgelöst aus. Kein cooler Feuerwehrmann, der hier einen Routinejob macht, so viel ist klar.

»Stefan, weinst du?« Ich traue meinen Augen kaum. Ich muss mich täuschen. Was ist denn hier los? Mark und ich steigen aus und schauen uns das Szenario erstmal aus der Ferne an.

»Dein Helm«, sagt Mark und reicht mir meine absolute Lieblingskopfbedeckung. Und natürlich absolute Pflicht bei solchen Einsätzen. Außerdem ist so ein Helm ne super Lösung bei *Bad Hair Days*.

Im Halbkreis stehen mindestens 20 Feuerwehrmänner mit Sicherheitsabstand vor einem Haus. Ein altes Lagerhaus, ziemlich marode. Ich schaue auf das Gebäude. Wie alle anderen. Warum starren sie dahin? Was ist denn los? Ich schaue mich um und sehe den RTW mit zwei Kollegen auf der anderen Straßenseite. Andi und Christian. Gut, die sind auch schon da. Aber Gefahr im Verzug scheint hier nicht zu sein. Die stehen auch nur da und gucken. Stefan, der Kollege von der Feuerwehr, stupst mich an.

»Wir können da nicht rein«, stammelt er. Ich verstehe kein Wort. »Kommt mit.« Stefan stolpert vor uns her, was mir schon komisch vorkommt. Er scheint tatsächlich komplett von der Rolle zu sein. Nach ein paar Metern bleibt er stehen, und ich kann mir das Lagerhaus genauer ansehen. Beziehungsweise was davon übrig geblieben ist. Ein Teil des Dachs ist eingestürzt, beißender Qualm liegt in der Luft. Aber das Feuer scheint gelöscht zu sein.

Gespenstische Stille. Keiner sagt ein Wort. Es ist kalt. Es regnet. Und es ist mittlerweile 1.15 Uhr. Zwanzig Feuerwehrmänner stehen wie angewurzelt, erstarrt, den Blick auf das Haus gerichtet. Ich wende mich wieder Stefan zu, dessen Augen feucht schimmern, und fasse ihn ganz sacht an der Schulter an. »Stefan, warum sind wir hier?« Keine Reaktion. Mark zeigt nach vorne: »Da, Carola, lass uns mal mit ihm sprechen.«

Der Einsatzleiter kommt auf uns zu. Seine Weste leuchtet im Dunkeln. Ich gehe ihm ein paar Schritte entgegen. »Sag mal, Thorsten, ich verstehe kein Wort. Was ist hier eigentlich los?« Mark ist genauso irritiert wie ich. Wir schauen uns an. Thorstens Stimme zittert, er versucht sich nichts anmerken zu lassen. »Da«, sagt er und zeigt auf das Lagerhaus. »Da ist Simon drin.«

Es dauert nur ein paar Sekunden, bis die Info in meinem Gehirn angekommen ist und sich von dort schnurstracks in meinem vegetativen Nervensystem breitmacht. Blutdruck weg. Pupillen groß. Adrenalin überall. Mein Körper bietet mir gerade einen Ritt durch Angst, Verzweiflung, Konzentration, Alarm und Trauer.

»Was bitte ist mit Simon?«

»Der ist da drin!«, brüllt Thorsten mich an und entschuldigt sich gleich dafür. »Sorry.« Scheiß was auf die Etikette. Ich blicke nochmal auf das halbe Dach. Ein flaches heruntergekommenes Gebäude. Brandschutz? Wahrscheinlich Fehlanzeige. Trümmer liegen überall rum. So langsam kapiere ich.

»Er war drin, als das Dach eingestürzt ist?« Thorsten nickt.

»Er wollte nochmal schauen, ob auch wirklich keiner mehr drin ist.«

»Scheiße. Und warum stehen wir dann hier rum und starren wie paralysiert auf das Haus?« Ich drehe mich in Windeseile einmal um mich selbst. Wo sind meine Kollegen vom RTW?

»Wir gehen da jetzt rein!«, brüllt Mark, »Jungs, auf geht's!«

»Stopp!« Thorsten hält ihn am Arm fest. »Nein, das geht nicht. Die ganze Hütte bricht jeden Moment zusammen.« Nochmal eine Portion Adrenalin. Eine doppelte. Was?! Mitten in die gespenstische Stille hinein rauscht plötzlich ein Funkgerät. Der Einsatzleiter zuckt zusammen.

»Simon, hörst du mich? Simon? Thorsten hier.« Augenblicklich scharen wir uns alle um ihn und das Funkgerät. Ein dumpfes Stöhnen geht durch Mark und Bein. Simon. Mehr hört man nicht. Normalerweise ist für alle am Einsatz Beteiligten der Funkkanal frei, aber Thorsten erklärt: »Den Funk der Jungs hier habe ich ausstellen lassen. Das ist nicht zu ertragen. Diese Ohnmacht, nichts tun zu können, während man auf das Funkgerät starrt und nur auf ein Lebenszeichen hofft, ist wie Folter.« Er senkt den Blick. »Das Funkgerät ist unsere einzige Verbindung. Und die bricht immer wieder ab. Er sagt einfach nichts. Ich glaube, er ist bewusstlos. Oder verliert zumindest immer wieder mal das Bewusstsein.«

Träume ich? Ich spüre weder Nässe noch Kälte. Ich merke nicht, dass ich zittere. Ehrlich gesagt, habe ich nicht mal mehr Ahnung, wo genau ich hier stehe. Ich bin paralysiert.

»Warum zur Hölle holt ihr ihn nicht da raus, verdammt nochmal!«, fährt Mark Thorsten an. Die Nerven liegen blank.

Auch bei mir. »Holt ihn raus!« Ich bin verzweifelt. »Wie soll ich ihm helfen, wenn ich nicht an ihn rankomme?« Aber Thorsten schüttelt nur resigniert den Kopf. So habe ich den Einsatzleiter noch nie gesehen, er ist vollkommen hilflos. So wie wir alle. »Wir warten auf Hilfe. Das Technische Hilfswerk (THW) ist alarmiert, wir müssen die restlichen Wände und Decken abstützen. Vorher haben wir keine Chance. Ich kann nicht noch einen von meinen Leuten da reinschicken. Dann liegt der nächste daneben!«

Ich bin fassungslos: »Das ist ja wohl ein schlechter Scherz. Und wie lange soll das dauern? DU willst mir gerade sagen, wir stehen jetzt im strömenden Regen mitten in der Nacht vor einem einsturzgefährdeten Haus mit einem bewusstlosen oder schwer verletzten Simon drin und können nichts tun? Das glaub ich nicht!«

Thorstens Augen glänzen. Anders als Stefan versucht er noch, seine Tränen zurückzuhalten. Der Chef eben. »Genau so sieht es aus.« Wir alle wissen, wie lange es dauern kann, bis das Technische Hilfswerk da ist. Thorsten nickt schwer.

Der Regen tropft von unseren Helmen. Ich weiß nicht, wo ich hinschauen soll. Auf das qualmende und teilweise zerstörte Haus, auf die Kollegen, die wie paralysiert davor stehen und nur noch flach atmen. So sehr stehen sie unter Schock.

Plötzlich knirscht es. Alle schauen auf und ein weiterer Teil des Dachstuhls kracht herunter. »Simon?« Thorsten drückt hoffnungsvoll die Sprechtaste am Funkgerät. »Hey, ich bin da.« Ein leises Stöhnen hallt in der Dunkelheit. Ganz leise über das Funkgerät. »Holt mich hier raus.« Dann ist es still.

»Wo genau ist er?«, will ich wissen, aber Thorsten zuckt nur mit den Schultern. »Ich weiß es nicht.«

Ich halte die ganze Warterei nicht mehr aus. »Können wir bitte nochmal beim THW anrufen, das kann doch nicht wahr sein!« Stefan winkt ab. »Ich hab da schon zweimal angerufen, das bringt nichts. Die kommen ja, sie müssen aber noch Stützbalken aufladen.«

Dann besorgen wir die scheiß Balken eben woanders! Ich weiß, dass das Blödsinn ist, nachts um halb zwei. Aber ich bin verzweifelt. Und ebenfalls zur Tatenlosigkeit verdammt, damit kann ich gar nicht gut umgehen, also muss ich was tun, irgendwas. »Thorsten, funk Simon nochmal an. Vielleicht hört er uns. Ich will mit ihm sprechen.«

»Simon?« Das Funkgerät knackt, es rauscht, es macht einfach nur Geräusche, aber kein Simon ist zu hören, keiner, der antwortet. Ich kann hier nicht länger einfach nur rumstehen und nehme mir ein Herz und spreche einen der Jungs an. »Was ist eigentlich passiert? Was war das für ein Feuer?«

»Nichts Besonderes. Ein ganz normaler Brand eben. Wahrscheinlich ein Kurzschluss. Wir haben gelöscht, und Simon wollte nachschauen, ob nicht doch jemand im Haus ist, er meinte, er hätte jemanden rufen gehört. Stefan hat ihn angeschrien, er soll das lassen, keiner geht allein. Aber verdammt nochmal! Wie immer. Macht, was er will. Und dann krachte das Dach ein. Wir haben uns total erschrocken. Und jetzt ist der Kontakt abgebrochen.«

»Das heißt, es kann sein, dass da noch jemand drin ist?«

»Eher unwahrscheinlich.« Ganz sicher aber ist, dass Simon da drin ist. Mehr muss ich nicht wissen. Mehr will ich auch nicht wissen. Ich kenne die Statistik. Die Fakten. Die Wahrheit. Aber die will ich jetzt nicht wahrhaben. Ich hasse Statistik, ich scheiß auf die Wahrheit. Ich will ein Wunder. Wenn ich mir jemals ein Wunder gewünscht habe, dann jetzt. Aber es kommt nicht. Trotzdem gebe ich die Hoffnung nicht auf. Schwanke zwischen Hoffen und Bangen. Wir stehen im Regen. Keiner verlässt seinen Platz. Wo bin ich hier eigentlich? Kein modernes Gewerbegebiet mit modernen Lagerhallen und Logistikzentren, eher ein Ort, an dem alte Werkstätten und Bruchbuden rumstehen, die als Lager für was auch immer dienen. Das alles verstärkt die Trostlosigkeit. Dunkelheit, Regen, Rauch. Pfützen, in denen sich das Blaulicht spiegelt.

Ich laufe zwischen den Leuten hin und her, verteile Tee aus Thermoskannen. Mittlerweile ist nämlich auch das Deutsche Rote Kreuz angerückt und sorgt für Verpflegung. Nicht, dass uns zum Essen zumute wäre. Aber ein Tee hilft schon.

Ich setze mich zu Stefan, der sich auf den Bürgersteig gehockt hat. Er umschlingt seine Beine mit den Armen und seine Stirn ruht auf den Knien. Er weint. »Ich habe ihn zurückgelassen. Ich bin verantwortlich!«

»Das darfst du nicht mal denken!«, antworte ich. Wir schweigen. Ich weiß nicht mehr, was ich sagen soll. Immer wieder stürzen Teile des Dachstuhls herunter. Und dann zucken alle zusammen, laufen hilflos ein paar Schritte vor und zurück, eher ziellos. Wo sollen sie auch hin?

Thorsten drückt regelmäßig die Taste auf dem Funkgerät. Immer wieder höre ich ihn rufen: »Simon? Simon, hörst du mich?« Nichts. Nur Rauschen. Sonst nichts. An die 25 Menschen stehen dort in der regnerischen Nacht, alles Rettungsprofis, Feuerwehrleute, Sanitäter und ich, eine Notärztin. Die gerufen werden, um im Notfall zu retten. Jetzt sind wir alle zum Nichtstun verdammt.

Alle wollen beistehen, unterstützen, helfen. Obwohl es gerade nichts zu helfen gibt. Alle fühlen sich verantwortlich, obwohl sie nichts dafür können. Schweigen und starren. Wir laufen auf und ab. Das Funkgerät bleibt stumm.

Und dann nach endlosen zwei Stunden biegt endlich das THW um die Ecke: Mannschaftslastwagen, Mehrzweck- und Gerätekraftwagen. Noch nie habe ich mich über den Anblick dieser riesigen Karren so gefreut! Sie haben so ziemlich alles dabei, was wir brauchen. Hoffe ich. Und dann kommt Bewegung in das ganze Szenario. Die in Schockstarre verfallenen Feuerwehrleute laufen los. Auch wir, die Sanitäter vom RTW und ich, bereiten unseren Einsatz vor. Endlich können wir etwas tun.

Während das THW gemeinsam mit der Feuerwehr das Haus sichert, oder vielmehr das, was davon übrig ist, treffen wir vom Rettungsdienst uns im Wagen und es gibt ein Briefing.

Für die Kollegen ist die Situation noch beschissener als für mich. Für mich ist Simon ein Kollege, schlimm genug, für die Jungs hier ein enger Vertrauter und Freund. Während der 24-Stunden-Schichten wirst du zur Familie. Die

Jungs würden alles füreinander tun und allein die Vorstellung, dass da gleich einer von ihnen auf der Trage liegt, ist kaum denkbar. Da ich weiß, dass man unter Stress weniger gut funktioniert, möchte ich alles genau planen und vorbereiten. Die Jungs sind gut, sie dürfen es jetzt nur nicht in ihrer emotionalen Gemengelage vergessen. Was immer uns auch erwartet. Wir wissen es nicht. Umso wichtiger ist es, auf alles vorbereitet zu sein. Worauf müssen wir uns einstellen? Er wird schwer verletzt sein. Also Traumatrage vorbereiten. Bestehend aus Schaufeltrage, Vakuummatratze und Stiffneck (zur Stabilisierung der Halswirbelsäule bei Verdacht auf Wirbelsäulenverletzung). Alles zu Immobilisation. Er wird Schmerzen haben und er wird vielleicht sogar nicht bei Bewusstsein sein.

Auch dafür wappnen wir uns. Intubation, auch für den schweren Atemweg. Er hat zwar einen Helm an, und ich hoffe, er trägt ihn noch, aber wir können ja aktuell noch keine Gesichtsverletzungen ausschließen. Wir können gar nichts ausschließen. Es ist alles bereit: Narkosemedikamente, warme Infusionen, Zugänge, Intubation.

Mark wärmt den ganzen RTW vor. Stoisch kontrollieren wir alles, gefühlt hundertmal, was auch eine gute Ablenkung ist. Gehen jeden Schritt im Geiste durch. Wo Mark steht, was Andis und Christians Aufgabe ist. Sicherheit und Vertrauen vermitteln. Das ist jetzt meine Aufgabe. Zeit für Emotionen gibt's nicht. Jetzt nicht. Doch noch sind wir nicht dran. Während wir unseren Rettungseinsatz akribisch vorbereiten und jedes Detail durchsprechen, informiert Thorsten die THWler.

Geräte, Werkzeuge und Balken werden herangeschleppt. Das alles geschieht sicher so schnell wie möglich, aber mir kommt es wie eine Ewigkeit vor. Ich würde am liebsten rumbrüllen: Macht schneller, gebt Gas, haut rein! Aber ich halte mich zurück, bin wie auf dem Sprung, jede Faser meines Körpers angespannt. Noch einmal gehe ich mit meinem Team alles durch. Es hat aufgehört zu regnen. Wenigstens das. Das THW hat Scheinwerfer aufs Lagerhaus gerichtet, jetzt sieht es komplett aus wie ein Filmset. Ein Katastrophen-Blockbuster. Und bitte! Ich starre auf all diese Leute, höre Kommandos und dann irgendwann von ganz weit her: »Leute, wir haben ihn!«

Wir. Haben. Ihn.

Diese Worte werde ich niemals vergessen. Sie klingen immer noch nach. Die Stimmen der Kollegen, diese drei Worte. Danach sollte sich unser aller Leben für immer verändern. Aber das wussten wir zu diesem Zeitpunkt nicht. Ich zumindest nicht. Was ich aber wusste, dass ich funktionieren würde. Dass ich funktionieren muss. Wir alle. Wie wir es schon Hunderte Male getan hatten. Ich schlage mir dreimal vor die Stirn.

»Los!«, motiviere ich mich selbst. Emotionen aus. Einsatzmodus an. Adrenalin hoch. Jede Zelle meines Körpers ist auf Alarm. Nicht nur meine. Ich stehe bei der RTW-Besatzung, und gemeinsam blicken wir auf die Kollegen in Feuerwehrmontur. Vier von ihnen schleppen Simon über die Schuttberge. Wir sind wie paralysiert. Schauen uns an. Wir verstehen uns, die Gedanken ähneln sich.

»Ich weiß nicht, ob ich das schaffe«, rutscht es Andi raus. Oder war es Christian? Ich weiß es nicht. Vielleicht habe ich auch laut gedacht. Zumindest scheint es, als dächten wir alle das Gleiche.

»Doch, natürlich schaffen wir das.« Ich lasse mir meine Aufregung nicht anmerken und konzentriere mich lieber auf das Motivieren der anderen. Aber um es mal auf den Punkt zu bringen: Mir geht der Arsch auf Grundeis. Es sind immer wieder diese Situationen, die du im Kopf ständig durchgehst und dir dabei Plan A bis Z zusammenschusterst. Und dann tritt eine Situation ein, die du immer verdrängt hast … ein verunfallter Kollege – und schon hilft nicht einmal Plan Z. Für solche Szenarien gibt's nämlich keine Kurse, Trainings oder Simulationen, die dich darauf vorbereiten.

Ich verstecke mich hinter der fachlichen Fassade, hole tief Luft und schaue Andi und Christian an. »Egal, was da jetzt auf uns zukommt, wir schaffen das. Wir werden Zeit haben, uns Gedanken zu machen. Aber nicht jetzt. Jetzt erstmal funktionieren.«

Sie tragen Simon zu uns herüber. Vorbereitet ist unsere Trage für schwer verunfallte Patienten. Auf den ersten Blick sieht Simon nicht so schlimm aus. Einmal durchatmen. Einen Helm hat er nicht mehr auf.

»Der Helm lag daneben«, antwortet einer der Kollegen ungefragt, »ob er ihn selbst abgenommen hat, können wir nicht sagen.« Das Gesicht ist blutverschmiert, aber immerhin nicht deformiert.

Gott sei Dank, denke ich und weise Andi an, Simons Kopf zu fixieren. Bei derartigen Mechanismen muss man von Wirbelsäulenverletzungen ausgehen. Das gesamte

Ausmaß der Verletzungen sollte sich aber erst im neongrell erleuchteten RTW unter seiner Feuerwehrschutzkleidung zeigen. Ich sehe, wie er atmet. Prinzipiell gut. Wer atmet, lebt. Ich erfreue mich an derartigen Informationen.

»Simon«, spricht Thorsten ihn an. Simon stöhnt und öffnet die Augen.

»Hey Jungs, schön euch zu sehen«, kriegt er noch raus. Ein Wunder! Er ist wach, denke ich und entscheide mich sofort für die Verlagerung in den RTW. Es regnet, es ist kalt, das ganze Szenario gruselig. Ich möchte hier so schnell wie möglich weg. Ich kann so nicht arbeiten. Und wir werden noch arbeiten müssen. Alle sind angespannt. Die Kollegen von der Feuerwehr können nichts mehr tun, jetzt sind wir dran.

»Thorsten, ihr seid raus, danke!« Andi und Christian schieben die Trage in den RTW. Ich stehe mit Mark schon drin, als die beiden die Türe zuknallen und sich von der Seite wieder in den RTW begeben.

»Dann wollen wir mal!« Während Andi Simons komplette Montur mit der Kleiderschere entfernt, kann ich tatsächlich mit Simon stellenweise reden. Mal stöhnt er, mal schaut er mich tatsächlich an und versucht zu antworten. Ich schaue in seinen Mund, der voller Blut ist, aber der Kiefer ist in Ordnung. Christian setzt ihm die Sauerstoffmaske auf. »Volle Pulle aufdrehen.«

Die aufgeschnittene Montur gibt das Ausmaß der Verletzungen wieder. Mir ist es ein Rätsel, wie Simon noch wach sein kann. Alle arbeiten. Wir haben den RTW aufgeheizt. Der Brustkorb hebt sich nur einseitig, und ich höre kein Atemgeräusch.

Rippenserienfraktur. Es sind mehrere Rippen gebrochen.

»Thoraxdrainage«, schreie ich. Andi stockt kurz und reicht mir dann das Set. Denn das, was jetzt kommt, kommen muss, ist für alle Beteiligten starker Tobak. Ich habe schon viele Drainagen gelegt, aber nie bei jemandem, den ich kannte, nie bei jemandem, der in diesem Moment mehr war als ein Thoraxtrauma.

Normalerweise schützen wir uns in solchen Momenten selbst, indem wir uns von den Menschen hinter der Verletzung, dem Herzinfarkt, dem Schlaganfall distanzieren und sie auf ihre Diagnose reduzieren – das klappt aber hier nicht. Hier liegt kein »Trauma«. Hier liegt Simon. Und ich habe gleich meine Hand in seinem Brustkorb.

Der Blutdruck ist kaum messbar. Ich wende mich meinem Patienten zu, irgendwie habe ich das Gefühl, mit ihm reden zu müssen, ihn zu informieren, mich zu erklären: »Simon, das ist jetzt echt scheiße, aber notwendig.« Doch ich glaube, er hört mich nicht mehr. Während ich den Brustkorb mit dem Skalpell öffne, mit der Schere die Muskulatur beiseiteschiebe und den Schlauch im Brustkorb platziere, zischt die Luft wie bei einem Luftballon heraus und der erwartete Schwall Blut kommt und platscht ungehemmt auf den RTW-Boden und meine Klamotten.

Simon schnappt nach Luft, er verspürt Erleichterung, weil er wieder atmen kann. Noch atmet er selbst. Noch. Er hat nicht einmal Schmerzen, obwohl schon allein der Anblick schief stehender Knochen, Verletzungen und Schlauch in einer Brustkorbseite bei uns Schmerzen verursacht.

»Jetzt Narkose, jetzt Intubation.« Die Jungs funktionieren. Wir haben dieses Szenario in den Stunden vorher mehrfach durchgespielt. Große Zugänge sind gelegt, die warmen Infusionen laufen. Er bekommt kreislaufunterstützende Medikamente. Tranexamsäure. Das soll weitere Blutungen verhindern und die Gerinnung verbessern. Es gibt wohl keinen Knochen, der nicht gebrochen ist. Der Bauch ist bretthart und wird immer praller.

Warum Narkose und Beatmung? Die Beatmung und Narkose sind aus unterschiedlichen Gründen notwendig. Simon verliert immer wieder das Bewusstsein und wird es zeitnah komplett verlieren, weil er sich im Schock befindet. Und damit meine ich nicht den Schock, den wir empfunden haben, als wir an der Einsatzstelle eingetroffen sind. Sondern tatsächlich den körperlichen. Das geschieht hier in diesem Fall, weil der Körper so viel Blut verliert, dass er seine Körperfunktionen nicht mehr aufrechterhalten kann, weil ohne Blut im System irgendwann kein Sauerstoff mehr zu den Organen transportiert wird. Wir brauchen nun mal die roten Blutkörperchen als Sauerstoffträger und die anderen Blutbestandteile unter anderem dazu, dass das Blut gerinnt, was bei einer Blutung sinnvoll ist. Befindet man sich aber in der Abwärtsspirale, bedingt der Blutverlust natürlich auch eine Unmöglichkeit der Gerinnbarkeit und verstärkt sich somit selbst.

Die Intubation dient zum Schutz, weil alle Reflexe wegfallen (lebensnotwendige Reflexe wie Schlucken und Husten), und natürlich die Atmung, die ausfällt. Dass jemand stirbt, wenn er nicht mehr atmet, muss ich wohl nicht erklären. Die Beatmung ist natürlich lebensnotwendig, um jedes noch so kleine rote Blutkörperchen mit Sauerstoff zu beladen, und die einzige Möglichkeit, jemandem 100 Prozent Sauerstoff zuzuführen. Außerdem dient sie zur Stabilisation der Lunge und des Brustkorbs bei einem instabilen Thorax nach Unfall. So wie hier.

Zum besseren Verständnis: Während du auf dem Rippenbogen deines Patienten Klavier spielen könntest, weil sich die Rippen wie Tasten verhalten, also beweglich sind, wird der gesamte Brustkorb instabil, wenn sie gebrochen sind. Er läuft dann oft voll Blut, und durch die Lungenverletzungen dringt Luft aus der Lunge in den Brustkorb und verdrängt das Lungengewebe zusätzlich. Ein Pneumothorax! Der kann solche Drucke entwickeln, dass er das Herz komprimiert, welches ja zwischen den beiden Lungenhälften zu Hause ist, und das ist lebensgefährlich. Daher hier die Drainage. Und die Narkose selbst dient neben dem Ausschalten des Bewusstseins auch zur Schmerztherapie.

In Simons Fall war der Bewusstseinsverlust eine Mischung aus allem. Und sicher auch der Tatsache geschuldet, dass du, wenn du unter Schock stehst, nicht mehr merkst, dass du Schmerzen hast, die normalerweise nicht zu ertragen sind. Auch stärkste Schmerzen führen dazu, dass du quasi als Schutzfunktion dein Bewusstsein verlierst. Aber ich will mich hier nicht in medizinischen Details verlieren. Was mich vielmehr beschäftigt und mir bis heute die Tränen in die Augen treibt, sind die Sekunden vorher.

Während wir alle also geschäftig rumwuseln und versuchen, die Situation möglichst schnell unter Kontrolle zu bringen, um keine Zeit zu verlieren, weiß ich tief im Inneren von der Abwärtsspirale. Von der Blutung. Von der Lebensgefahr.

Und Simon? Ist noch da. Ist bei mir. Schaut mich an. Und da ist er: Dieser Moment, der mir nie mehr aus dem Kopf geht. Die Sekunde, bevor du die Narkose einleitest und weißt, dass du die letzte Person bist, die er sehen wird. Wahrscheinlich für immer. Ich lege den Beatmungsbeutel auf sein Gesicht. »Hey, ich mache jetzt Narkose. Dann wird es dir besser gehen. Keine Schmerzen, kein Stress. Wir kümmern uns.«

Er stöhnt. Seine Augen sind aufgerissen. Die Pupillen weit. Es ist ein Blick voller Panik, voller Angst. Ich atme durch. Mark nimmt Simons Hand, meine lege ich auf seine Schulter. Unsere Blicke treffen sich. Es ist ein Blick, der mich im Innersten trifft. Der mir allein beim Gedanken an diesen Moment wieder Tränen in die Augen treibt.

Er weiß es. Ich weiß es.

Er wird nicht mehr aufwachen. »Wird es schlimm sein?« Und wir wissen beide, was er meint. Das Sterben, den Tod. Nicht die Narkose.

»Nein, wird es nicht. Es wird nicht schlimm sein. Mach dir keine Sorgen. Du wirst keine Schmerzen mehr haben.«

Er lächelt. Ich räuspere mich. Ich muss da sein, darf nicht abschweifen. Muss mich konzentrieren.

»Danke«, flüstert er. Es geht durch Mark und Bein. Er versucht noch etwas loszuwerden, aber er hat keine Kraft mehr. Und mehr Zeit bleibt uns nicht.

»Es wird alles gut.« Ein letztes Mal öffnet er die Augen, und sein Blick ist friedlich. Er lächelt wieder.

Während Mark nach Ansage das Dormicum und das Ketamin zur Narkose verabreicht, entspannt sich sein Gesicht. Wir können problemlos den Tubus platzieren, die Beatmung anschließen. Ich schließe seine Augen, die noch offen stehen. Er ist weg. Ganz weit weg.

Ich merke, wie ich mir schnell eine Träne wegwische, noch bevor sie überhaupt jemand sehen kann.

Es muss weitergehen. Von der Fahrt ins Krankenhaus weiß ich nichts mehr. Es ist wie weggeblasen. Ich weiß nur noch, dass Christian mit mir im RTW saß und Andi gefahren ist, als wäre der Teufel hinter uns her. Ich weiß, dass wir schweißgebadet waren, dass immer mehr Blut aus der Drainage kam, der Kreislauf immer schlechter und der Bauch immer praller wurde. Dass er nicht aufhörte zu bluten. Dass ich mindestens dreimal auf dem Weg, der nur zwölf Minuten dauerte, zwölf elendig lange Minuten, in der aufnehmenden Klinik anrief, um ihnen mitzuteilen, dass hier ein Kollege verblutet und sie sich bereit machen sollen. Natürlich wissen die das und natürlich helfen diese Anrufe keinem, aber es gab mir zumindest das Gefühl, ich habe alles getan. Mit minimalem Kreislauf bringen wir Simon in den Schockraum der Klinik.

Wir werden erwartet. Die Kollegen arbeiten professionell und schnell. Aber während wir nach der Übergabe und Übernahme durch das Schockraumteam mit gesenkten Köpfen hoffend und bangend den Schockraum verlassen, hören wir durch die geschlossene Türe Rufe. »Konserven, ich brauche EKs!« »Sofort den Bauch aufschneiden!«

145

und so etwas wie »Ablöse! Mich muss jemand ablösen!«
Sie reanimieren. Sie beleben wieder. Sie kämpfen. Und sie
verlieren. Ich weiß nicht, wie lange wir draußen in der
RTW-Einfahrt wie festgetackert stehen. Wie paralysiert.
Eine Schwester mit einer Kanne Kaffee, Plastikbechern
und Sprudelwasser holt mich aus meiner Schockstarre.

»Kaffee? Ich hätte auch noch Schokolade.«

»Lieb gemeint, aber ich muss mich übergeben, glaube
ich.«

Als Christian die Schwester wahrnimmt, schreckt er
auf.

»Ist er...? Ist er...?«, stammelt er und schaut auf die
Uhr. Wir stehen hier nun schon stumm seit über 70 Minuten. Und keiner hat gemerkt, wie die Zeit verrinnt.

»Ja, ist er. Es tut mir leid.« Die Schwester stellt den Kaffee auf den Boden. »Ich lass euch das mal hier.«

Keiner spricht. Keiner traut sich, den anderen anzuse-
hen. Jeder weint. Für sich. Nach weiteren zehn Minuten
fasst sich Mark ein Herz. Er kommt rüber und nimmt mich
in den Arm. Ich stehe da, wie erstarrt. Ich habe meine
Sprache verloren. Er drückt mich an sich. Und dann weiß
ich nichts mehr. Ich bin weg. Nicht mehr existent. Nehme
nichts mehr um mich herum wahr. Irgendjemand spricht
mit mir und fragt etwas. Ich kann nicht einmal mehr antworten. Nur weinen. Im NEF komme ich wieder zu mir
und höre über den Funk die Worte »Ihr seid raus. Alle
abgelöst. Ihr könnt reinkommen und nach Hause fahren.«

Wir fahren stumm zur Feuerwache, und ich packe
meine Sachen zusammen. Wie ich nach Hause gekommen
bin, weiß ich nicht mehr. Ich habe auch Christian und

Andi nicht mehr gesehen. Das Letzte, woran ich mich erinnere, ist Mark und die Kanne Kaffee auf dem Boden. Und an einen diffusen Gemütszustand, der mich die nächsten Tage begleitet und sich nur schwer beschreiben lässt. Als sei der Kopf nicht mehr ein Teil deines Körpers. Er führt ein Eigenleben und gehört nicht mehr zu dir. Es gibt kein »Funktionieren« mehr. Es ist eine Art Depression, du kannst morgens nicht mehr aufstehen, nicht mehr lachen, nicht mehr weinen, nicht einmal mehr denken. Da ist einfach ein großes Nichts. Ich lege mich ins Bett, mehr geht nicht. Am dritten Tag im dunklen Schlafzimmer setzt sich mein Mann auf die Bettkante und reicht mir den Telefonhörer.

»Du brauchst Hilfe. Bitte nimm sie an.«

Eine befreundete Psychologin ist am Telefon. Sie stellt die richtigen Fragen, und ich verstehe, dass ich dringend etwas tun muss.

Am nächsten Tag sitze ich in der Notfallsprechstunde der Psychosomatik. Mehr tot als lebendig. Grau, farblos, eingefallen. »Was ist passiert?«, fragt die Therapeutin. Ich erzähle vom Einsatz. Jedes Wort, die Erinnerungen, die Gefühle – es tut so weh.

»Was beschäftigt Sie so an diesem Einsatz?« Ich weiß es nicht. Wahrscheinlich alles. Hilflosigkeit, stundenlang zuzusehen und nicht helfen zu können, dann einen Kollegen zu verlieren, versteinerte Feuerwehrkollegen, die einen Bruder verloren haben, der letzte Moment. Ja, ich glaube, dieser Moment, dass du jemandem, mit dem du vorher auf der Wache gescherzt hast, weil er dir den Ketchup nicht rübergeben will, und wenn dann nur mit einem blöden

Spruch, nur ein paar Stunden später mit weit aufgerissenen Augen und Todesangst vor dir liegen hast und weißt, dass er stirbt. Dass du ihn nicht mehr retten kannst.

Alles sprudelt aus mir heraus. Ich mache mir Vorwürfe, frage, ob ich schuld bin, ob ich was falsch gemacht habe. Ob Simon noch leben könnte – ob ich versagt habe. Das Reden tut gut. Nun bekommt mein Zustand einen Namen. »Haben Sie schon einmal von einer PTBS gehört?«, fragt die Therapeutin mich.

»Äh, ja«, antworte ich etwas verwirrt, »Posttraumatische Belastungsstörung.« Ich halte kurz inne. »Was? Ich? Ich dachte, das wäre etwas, was mich niemals treffen könnte.«

»Gut, dass Sie hier sind. Was Sie zeigen, ist eine Vorstufe. Eine Belastungsreaktion. Wenn Sie das nicht bearbeiten, kann es sich chronifizieren und dann zu einer Störung werden. Viele Menschen können dann nie wieder ein normales Leben führen, geschweige denn arbeiten.«

Ich schlucke. Ich? Ich dachte, das passiert mir nicht. Es ist gut, dass ich nicht weiter in meinem dunklen Schlafzimmer vor mich hin vegetiere. Wir sprechen über meine Gedanken und Gefühle, über die Bilder in meinem Kopf. Und das nicht nur einmal.

Mehrere Termine und Sitzungen später geht es bergauf. Langsam kehre ich in mein Leben zurück. Ich will weitermachen. Es geht mir besser. Meine »Auszeit« wird insgesamt vier Wochen dauern. Mein Chef bittet mich, mich auszukurieren: »Nimm dir Zeit.« Das Angebot nehme ich dankend an.

Und dann kommt der Tag. Simons Beerdigung. In der

Nacht schlafe ich schlecht, ich habe Angst, dort hinzugehen. So wie viele andere Kollegen auch. Und ja, es ist schlimm. Traurig, aber auch versöhnlich. Auf der Wache findet anschließend noch eine kleine Raue statt. Wir sprechen über Simon. Über den Einsatz. Über uns. Es geht allen gleich. Einige haben es nicht geschafft, wieder arbeiten zu gehen. Mark ist auch da.

»Wie geht's dir?«, fragt er mich.

»Besser.«

»Und wann sehe ich dich wieder auf dem NEF?«

Vor dieser Frage hatte ich immer Panik. Habe mich nicht einmal getraut, sie mir selber zu stellen. Ich stocke.

»Wenn es mir wieder gutgeht.« Er lächelt.

»Wann ist das?«

»Ich weiß es nicht.«

Konfrontationstherapie heißt das Zauberwort. Verhinderung einer Vermeidungsreaktion. Du sollst mit angstauslösenden Reizen konfrontiert werden. Wenn du diese Reize immer vermeidest, verhinderst du, dass du neue gute Erfahrungen machen kannst. Und dann würdest du gewissermaßen dein Problem am Laufen halten (und es möglicherweise noch weiter ausbauen). Nicht gut. So viel zur Theorie. Doch ich war noch nicht so weit. Den Gedanken an eine Rückkehr in den notärztlichen Alltag konnte ich noch nicht zulassen. Doch manchmal passieren die entscheidenden Wendepunkte in deinem Leben von ganz alleine.

Einige Wochen später, ich bin am Reitstall, als eine Freundin vom Pferd fällt. Sie ist unverletzt, aber ganz schön geschockt. Und während ich mich sagen höre: »Hey, sofort wieder drauf aufs Pferd, sonst packst du es nicht!«, fällt es mir wie Schuppen von den Augen. Ich muss wieder drauf. Aufs NEF.

»Ich komme zurück.« Am anderen Ende der Leitung atmet Mark erleichtert auf. »Ok, ich tausche meinen Dienst, dann fahren wir zusammen.«

Zwei Wochen später sitzen wir beide im NEF. Es ist ruhig. Wir schauen uns an.

»Und, wie fühlst du dich?«, frage ich ihn.

»Seltsam. Jetzt auch so mit dir hier zu sitzen, aber es fühlt sich richtig an. Und du, wie geht's dir?«

Ich atme ein. Schließe die Augen. Halte inne. Dann drehe ich mich zu Mark und lächle. »Mir geht's gut.«

Ich war noch nie sicherer, dass dies mein Platz ist, der Ort, an den ich hingehöre. In dem Moment geht der Alarm los. Was auf dem Pieper stand, weiß ich nicht mehr. Ich weiß nur noch, dass ich das Martinshorn wahrnehme und den Funk.

»2-NEF-1 bitte kommen.« Mark will den Hörer nehmen.

»Lass mal, ich mach das«, flüstere ich und schiebe seine Hand beiseite. Mark grinst. Ich hebe den Hörer ab.

»2-NEF-1 hört. Wo ist der Notfall? Wir sind bereit.«

Posttraumatische Belastungsstörung (PTBS)

Ein Wortungetüm. Dröseln wir es zunächst mal auf: Post (lateinisch) bedeutet hinter oder nach, Trauma ist griechisch für Wunde. Also, eine starke Belastung, die nach einem körperlich oder seelisch schmerzhaften oder stark belastenden Ereignis auftritt. Tatsächlich haben wir diesen Begriff wahrscheinlich alle schon mal gehört. Er fällt häufig im Zusammenhang mit Menschen, die zum Beispiel in einem Krieg Schreckliches erlebt haben. Doch der PTBS können ganz unterschiedliche Ereignisse vorausgegangen sein, sie haben aber alle eines gemeinsam: Sie sind von außergewöhnlichem Umfang und katastrophalem Ausmaß. Das Erleben von körperlicher und sexualisierter Gewalt, Vergewaltigung, Entführung, Terroranschläge, Kriegsgefangenschaft, Haft und Folter, Naturkatastrophen, schwere Unfälle oder die Diagnose einer lebensbedrohlichen Krankheit. Um nur einige zu nennen. Das Ungewöhnliche dabei ist: Die Bedrohung muss nicht unbedingt die eigene Person direkt betreffen, sie kann auch bei anderen beobachtet und miterlebt worden sein. Und trotzdem wird eine traumatische Belastungsreaktion ausgelöst. Und das muss auch gar nicht unmittelbar nach dem schlimmen Ereignis stattfinden. In der Regel tritt sie innerhalb eines halben Jahres nach dem Ereignis auf. Aber wie merkt der oder die Betroffene das? Die Hauptsymptome sind: Das unwillkürliche Erinnern und Wiedererleben des Traumas, sogenannte Flashbacks. Urplötzlich wird man mit der furchtbaren Situation konfrontiert und durchlebt sie quasi noch einmal. Sie werden oft durch Schlüsselreize ausgelöst: ein Bild, Gerüche oder Geräusche. Das kann immer und überall passieren. Im Supermarkt, auf dem Spielplatz, am Arbeitsplatz. Diese Flashbacks haben natürlich zur Folge, dass man das Geschehene möglichst weit von sich schieben möchte: Man verdrängt und versucht zu vergessen. Außerdem vermeiden Menschen mit einer PTBS sämtliche Situationen (auch Orte und Menschen), die sie an das Ereignis erinnern könnten. Das erklärt, wenn es teilweise oder vollständige das Trauma betreffende Gedächtnislücken gibt. Das Verdrängen wiederum hat häufig nächtliche Albträume zur Folge, da sich das Verdrängte nachts seinen Weg bahnt. Hinzu kommen körperliche Symptome wie Nervosität, Angst und Reizbarkeit. Viele leiden auch an einer emotionalen Taubheit, an Gleichgültig- und Teilnahmslosigkeit bis hin zum sozialen Rückzug. Auch Schlafstörungen, Konzentrationsschwierigkeiten oder ausgeprägte Schreckhaftigkeit können auftreten.

Eine PTBS ist nicht nur ein Wortungetüm, sie ist ein Ungeheuer, das man unbedingt besiegen muss. Menschen mit PTBS leben oft in einem Gefühl ständiger Bedrohung und empfinden ihre Umwelt plötzlich als unsicher und gefährlich. Schlüsselreize, die an das Trauma erinnern, können starke körperliche Symptome wie Herzrasen, Zittern, Übelkeit oder Atemnot auslösen. Zur medikamentösen Behandlung einer PTBS werden am häufigsten Antidepressiva und Schlaf- und Beruhigungsmittel (Benzodiazepine) eingesetzt. Benzodiazepine aber machen schnell abhängig und außerdem helfen sie kaum, die Beschwerden nachhaltig zu lindern beziehungsweise zu beseitigen. Daher wird Betroffenen eine traumafokussierte Psychotherapie empfohlen (falls erforderlich mit medikamentöser Unterstützung). Menschen, die unter PTBS leiden, sollen zunächst die Kontrolle über ihre Flashbacks erlangen. Im besten Falle können sie im Laufe der Therapie das Erlebte in ihr Leben integrieren und es als Teil dessen akzeptieren. Sie lernen außerdem, mit bestimmten Methoden ihre Ängste, die Depressivität und Schlafprobleme in den Griff zu bekommen. Die Betroffenen sollen ihre Lebenssituation (Selbständigkeit und soziale Integration) verbessern und vor allem auch die Arbeitsfähigkeit wiederherstellen. Gegen eine PTBS ist keiner von uns gefeit. Dafür müssen wir nicht einen Krieg miterlebt haben oder Opfer eines gewaltsamen Verbrechens geworden sein.

Aber, und jetzt kommt die gute Nachricht: Es muss gar nicht so weit kommen! Das haben wir mitunter auch selbst in der Hand. Entscheidend ist hier nämlich die Chronifizierung der Belastungsreaktion. Denn zunächst geht meist die akute Belastungsreaktion voraus. So wie es mir passiert ist. Und wichtig ist es, diese zu erkennen. Ich hatte einfach das Gefühl, ich wäre nicht ich, konnte nur weinen, mein Kopf funktionierte nicht mehr. Er gehörte mir nicht mehr. Meine Gedanken nicht, mein Tun nicht. Ich war wie ferngesteuert, wirklich nicht mehr ich. Und ich hatte keine Kontrolle darüber. Wie ein nicht mehr enden wollender Drogentrip, wo du aussteigen möchtest und nicht kannst. Du hast keine Wahl. Aber nur, wenn man die Symptome, also die körperliche und psychische Reaktion auf die vorangegangene Belastung, nicht frühzeitig erkennt und ernst nimmt, kann es zu einer PTBS kommen.

Nicht nur körperliche Symptome wie Herzrasen zum Beispiel sind hierbei entscheidend, auch negative Gefühle und Gedanken liefern wichtige Informationen über unseren Zustand. Generell gilt für unsere Gesundheit, seelisch wie körperlich: Wir müssen auf die Symptome unseres Körpers hören. Rechtzeitig! Wenn wir Zahnschmerzen haben, gehen wir zum Zahnarzt. Und warten nicht erst, bis der Zahn hinüber ist. Wenn wir Rückenschmerzen haben, lassen wir die Ursache beim Orthopäden abchecken. Und können so vielleicht einen Bandscheibenvorfall noch rechtzeitig verhindern. Genauso verhält es sich mit psychischen Erkrankungen. Sie entstehen in der Regel auch nicht von heute auf morgen, sondern kündigen sich an. Wenn wir zum Beispiel einen schlimmen Unfall aus nächster Nähe beobachtet haben, sollten wir nicht versuchen, das so schnell wie möglich »wegzustecken«, denn genau das könnte zu einer traumatischen

Belastungsstörung führen. Erste Anzeichen wie Schlafstörungen, Angstzustände oder Gemütsschwankungen müssen sofort ernst genommen werden.

Eine schlimme Diagnose oder der plötzliche Tod eines Menschen, der uns nahesteht, kann uns schwer erschüttern, aber wir dürfen das nicht ausblenden und verdrängen.

Wir müssen in uns hineinhorchen und unseren Gesamtzustand, psychisch wie physisch, im Auge behalten. Im Zweifel holt euch professionelle Hilfe! Je früher, desto besser! Ich habe es früh genug getan, und ich bin dankbar dafür.

Ich hatte vorher nie Zugang dazu oder konnte nicht nachvollziehen, was Betroffene durchmachen. Ich wollte nicht Gefahr laufen, vielleicht meinen Job, den ich über alles liebe, nicht mehr ausüben zu können, weil mich Flashbacks treffen und ich handlungsunfähig werde. Ich hatte Glück, weil sich meine Reaktion nicht chronifiziert hat und ich nicht chronisch krank geworden bin. Weil ich mir Hilfe geholt habe. Also das getan habe, was ich meinen Patienten immer rate. Manchmal sollte man also doch auf seine Ärztin hören. Dann kann man aus allem etwas Positives ziehen. Denn das Erlebte bleibt und festigt einen. Es erdet, lehrt Demut und stärkt. Wenn man es richtig aufarbeitet.

POLNISCHE GASTFREUNDSCHAFT ODER: DIE TANZENDE KOBRA

»Person ist komisch.« Kein Scherz. So steht es auf dem Melder. Grinsend stapfe ich in die RTW-Halle. Felix lacht ebenfalls. Er ist heute der Mann an meiner Seite. Der Notfallsanitäter meines Vertrauens. 24 Stunden lang. Ein Traum in Rot. Fährt mich überallhin. Naja, zumindest dahin, wo die Leitstelle uns haben will. Ich mag ihn sehr, und das ist wichtig, wenn man 24 Stunden aufeinanderhängt.

»Person ist komisch, aha«, murmelt er, als er in das NEF steigt.

»Sind wir das nicht alle?« Wir lachen.

Auf der Anfahrt meldet sich die Leitstelle. »Was bitte schön heißt komisch?«, fragt Felix den Disponenten. Klare Antwort: »Das frage ich mich auch.« Er scheint zu schmunzeln. »Aber ich wusste nicht, wie ich es sonst nennen sollte. Die Frau am anderen Ende der Leitung hatte einen krassen Akzent, ich habe nichts verstanden.«

»Na, klasse. Hauptsache erstmal den Notarzt hinschicken. Fahr mal gucken. Der Klassiker. So ein Notarzt wird ja nicht anderweitig gebraucht«, stöhne ich. »Notärztin«, lacht Felix. Wir schauen uns an. »Na dann, gucken wir mal.« Es gibt Kollegen, da weißt du schon, wenn du an der

Einsatzstelle ankommst, dass dich nichts aus der Fassung bringen kann. Außer vielleicht die Kollegen selbst.

Der RTW ist schon da. Traumbesetzung. Stefan und Lars. Ich schaue Felix an. »Egal, was jetzt passiert, das Team passt«, grinse ich.

Lars ist einer der Kollegen, der mich wirklich immer zum Lachen bringt. Unbewusst. Er ist einfach lustig, ohne es zu wissen. Wäre ich böse, würde ich ihn vielleicht als ein bisschen tollpatschig bezeichnen. Aber ich bevorzuge witzig. Unvoreingenommen. Er hat einfach das Herz da, wo es hingehört. Auf der Zunge. Am rechten Fleck. Und dann ist da Stefan. Der alte Hase. Kann alles, weiß alles. Braucht mich eigentlich nicht wirklich beim Einsatz und ist einfach tierisch genervt, weil Lars ihn mit seiner guten Laune in Grund und Boden redet. Und das eben auch nachts um drei. Ich glaube, am liebsten würde er ihn manchmal an der Kreuzung rauswerfen. Oder vielleicht sogar immer.

»Na, wie ist die Lage?«, frage ich.

»Wenn wir dich sehen: gut«, zwinkert Stefan. »Lars, hol den Rucksack.«

»Klar, mach ich«, ruft er und pfeift vor sich hin. Ich muss jetzt schon lachen.

Naja. Da sind wir also. Die Laune könnte nicht besser sein. Die drei Musketiere und ich. Das kann ja was werden.

»Dann klingeln wir mal beim komischen Patienten.« Stefan rollt die Augen, während der Summer ertönt. »Mal wieder nach oben, ich raste aus.« Feuerwehrparterre eben. »Hallo, Feuerwehr?« Na klasse. Heute nur Etage vier. Wir quetschen uns zu viert durch den viel zu engen

Hausflur, bepackt mit dem gefühlt kompletten Inhalt eines vollausgestatteten Lastwagens für Großschadenslagen, in die vierte Etage, während wir die letzten Stufen hochstolpern.

»Dobry dzień!« Da steht sie – und Kowalska auf dem Klingelschild. Man hätte sie niemals besser karikieren können. Weiße Hausschuhe, ihr kennt diese Hausschlappen aus Kunstleder mit kleinen Löchern drin, die sich gleichermaßen für Trekking- wie für Kletterausflüge oder Reinigen des Hausflurs eignen? Diese. Genau diese. Direkt schließen sich wunderbare absolut ultrablickdichte dunkelbeige Strumpfhosen an, gefolgt von der klassischen Blumenschürze in einem Aschgrau mit bunten Margeriten. Das alles über einem weißen Baumwollnachthemd. Als wäre das nicht genug, toppt sie den Gesamtauftritt mit Lockenwicklern größer als jede Fusselrolle in ihrem aschblonden Haar, welches einen grauen Ansatz von mehr als zehn Zentimetern aufweist. Ich bin Sherlock. Ich scanne, erkenne und handle.

»Komisch ist die, aber auch süß«, lacht Felix und begrüßt sie direkt auf Polnisch. Da bin ich aber jetzt baff: »Ich wusste gar nicht, dass du Pole bist? Felix ist jetzt nicht gerade DER polnische Vorname?«, frage ich erstaunt.

»Doch, aber in Polen mit k. Feliks. Mir haben sie aber das x verpasst. Meine Mama ist halb Polin«, lacht er, »redet aber für zwei.«

Prima, da wäre die Kommunikation hier ja schon mal gesichert. Ist auch nicht selbstverständlich. Ich schaue mir die Margeritenfrau nochmal genauer an. Na, ein bisschen komisch ist sie, aber die Patientin ist sie jedenfalls nicht.

»Cześć, jesteś ze Feuerwehr?«, begrüßt sie uns freundlich.

Ich lächle sie an. So ähnlich. Wir sind zwar nicht die Feuerwehr. Ist aber egal. So viel Polnisch kann ich noch.

Frau Kowalska dreht sich um und bittet uns hinein. Also stapfen wir hinterher. »Aber um Sie geht's doch nicht, oder?«, frage ich und folge ihr in das Wohnzimmer. In der Wohnung riecht es so lecker nach Essen, dass uns allen direkt das Wasser im Mund zusammenläuft.

»Bigos, das erkenne ich überall«, ruft Felix, während Lars die Heizung von Fünf auf Zwei runterstellt. Es sind gefühlte 80 Grad in der Wohnung. Eine finnische Sauna, in der Eintopf aus gedünstetem Sauerkraut mit verschiedenen Fleisch- und Wurstsorten serviert wird.

»Ja, Bigos«, lächelt Frau Kowalska, »wollen essen?«

Um Gottes Willen, denke ich und entdecke tatsächlich einen weiteren Bewohner inmitten der Gelsenkirchener Barockeinrichtung des Wohnzimmers.

»Da, Marek.« Wir schauen uns an. Vor uns sitzt ein Mann, circa 50, der sich in seinem Fünfzigerjahre-Teppich-Sessel geschickter windet als die Schlange aus Aladins Korb, wenn sie die Flöte hört.

Frau Kowalska wiederholt netterweise für uns nochmal: »Marek. Ist komisch, oder?«

»Der ist in der Tat komisch«, lacht Lars.

»Was ist mit ihm?«, fragt Felix, diesmal auf Polnisch. Gut, dass ich meinen Übersetzer dabeihabe.

»Hat Zucker, haben aber nicht gegessen, hat Spritze.«

»Ich glaube, was sie uns damit sagen will, ist, dass der Mann Diabetes hat, aber heute noch nichts gegessen«, übersetzt Stefan. Und sein Kollege Lars ergänzt: »Aber stattdessen ein ordentliches Portiönchen Insulin.« Super Kombination.

»Lars, miss mal bitte den Blutzucker«, sage ich. Und während Lars in die Fingerbeere piekst und den Zucker misst, beuge ich mich zum Patienten. Er ist in der Tat komisch. Faselt unzusammenhängende polnische Worte. Ich versuche es mal mit einem kleinen Gespräch.

»Hallo, Marek, können Sie mich verstehen? Marek, Cześć! Ich bin Ärztin.« »Jestem lekarzem.«

Felix übersetzt mittlerweile simultan. Keine Reaktion. Zumindest nicht verbal, ansonsten ist Marek schwer agil. Man könnte es auch Unruhe oder Nervosität nennen. Bei ihm sieht es aber eher schlangenartig aus. Rutscht hin und her und wackelt mit dem Oberkörper. Er ist nicht kontaktierbar, aber kreislaufstabil und windet sich auf dem Sessel. Er rutscht mit seinem Hinterteil ungefähr so auf dem Sessel wie meine Tochter beim Schauen ihrer Lieblingssendung, und ich sie frage, ob sie auf Toilette muss, sie dies aber vehement verneint. Mütter wissen, was ich meine.

Lars schaut auf den Teststreifen. »Blutzucker 30 mg/dl.« Na, da haben wir ja unser Problem. Die klassische Unterzuckerung. Brandgefährlich, aber schnell zu beheben. Für mich das Chamäleon der Medizin. Ich hatte schon die skurrilsten Fälle, die sich im Nachgang als Unterzuckerung herausgestellt hatten. Neurologische Auffälligkeiten, Sprachstörungen, Verwirrtheit, motorische Ausfälle, Krampfanfälle, aggressives Verhalten oder wie hier: die tanzende Kobra. Der Patient ist eben komisch. Daher oberste Prämisse in der Notfallmedizin: Niemals den Blutzucker vergessen.

»Kommt, helft mir mal«, fordere ich die Jungs auf. Wir halten den Mann fest, während er einen Zugang bekommt, um Zuckerlösung zu infundieren.

»Magic Lars«, lache ich, da sich mit jedem Tropfen Flüssigkeit in die Vene zusehends der Zustand von Marek normalisiert. Das Schöne an einer Unterzuckerung ist die schnelle Genesung, vor allem, wenn die Unterzuckerung dadurch entsteht, dass einfach zu viel Insulin gespritzt wurde, wenn nichts gegessen wird.

»Da kann die Kobra auch nicht essen, wenn sie tanzt«, lacht Stefan. Um Himmels willen. Für einen guten Witz verkaufen die Jungs ihre Oma.

Humor kann in diesem Job nicht schaden. Sowie ein dickes Fell, Nervenstärke und eine Art Grundgelassenheit. Schmunzelnd lehnt er sich mit der Infusion an die Fensterbank. Der fleischgewordene Infusionsständer.

»Gelernt ist eben gelernt«, necke ich ihn. Bevor ich dazu komme, Lars erneut zu bitten, den Blutzucker des Mannes zu kontrollieren, hat Marek mittlerweile das Fluchen und Schimpfen angefangen. Ich glaube, Frau Kowalska ist froh, dass nur Felix sie und die fluchende Kobra versteht. Sie läuft rot an und verlässt den Raum.

»Aiaiaiai«, grinst Felix, »schimpfen können wir.«

»Was hat er denn gesagt?«, frage ich neugierig.

»So was wiederhole ich doch nicht vor einer feinen Dame wie dir!« Großes Gelächter. Feine Dame. Das kann auch nur von Felix kommen. »Die hat gerade einen riesen Abriss bekommen, dass sie uns gerufen hat.«

»Was hätte sie denn machen sollen?«, erwidere ich erstaunt. In diesem Moment betreten drei Schüsseln Bigos den Raum.

»Tut mir leid, bitte essen.« Die Frau schaut uns eingeschüchtert an. Ich lächle. Jetzt hat Frau Kowalska offenbar ein schlechtes Gewissen. Muss sie nicht haben. Im Gegenteil. Ich möchte mir gar nicht ausmalen, was die Kobra noch so angestellt hätte, wenn sie uns nicht gerufen hätte. Mir ist nicht so nach essen, viel mehr nach dem Blutzuckerwert des Mannes. Lars kniet sich hin, öffnet die Dose mit den Prüfstäbchen, und er wäre eben nicht Lars, wenn ihm nicht alles aus der Hand fallen würde. Auf den Boden.

»Mist, Lancetten sind auch alle.«

»Na, dann hol welche«, knatscht Stefan.

»Was du brauchen?«, fragt die Dame freundlich. Wir deuten auf die Lancetten. »Wir brauchen Stechhilfen, um Marek einen Tropfen Blut abzunehmen. Blutzucker messen.«

»Ah, nix gehen, ich haben!« Und ehe wir auch nur Bigos sagen können, ist die Mappe mit dem Insulin-Pen geöffnet und der Pen mitsamt Insulin in Mareks Bein gelandet.

»Was tun Sie da?« Ich reiße ihr den Pen aus der Hand.

»Was ist das?«

»Insulin, meine Insulin!« »Um Himmels Willen, nimm der Frau den Pen weg!«, schreie ich Felix an. Und dann geht das Spiel von vorne los. Die Kobra beginnt zu tanzen.

»Ich dreh dann nochmal den Hahn auf«, lacht Stefan, immer noch den Infusionsständer mimend an der Fensterbank. Ich suche die versteckten Kameras. »Das ist doch hier 'ne Show, Leute. Ich glaub das nicht!«

»Habe gegeben Notfallspritze«, lächelt mich die Frau an, »kommen, ich Ihnen zeigen.« Ich schüttele den Kopf. Das darf echt nicht wahr sein. Jeder gibt hier jedem wild irgendwelche Spritzen. Statt Blutzucker zu messen, wird in diesem Haushalt wohl Insulin verabreicht. Aus Unwissenheit.

Ich folge ihr in die Küche zum Kühlschrank. Als sie ihn öffnet, schaue ich auf ein Arsenal polnischer Arznei. Ich glaube, es sind Insulinampullen. Für mich nicht nachzuvollziehen. Polnischer Handelsname, ohne Dosierung, ohne Anweisung.

»Felix, komm mal bitte. Was ist das?« Mein Kollege wirft einen Blick in den Schrank, nimmt eine Packung genau unter die Lupe und konstatiert dann trocken: »Polnisches Insulin.«

»Aha. Toll. Aber was genau ist das für ein Zeug und warum in diesen Mengen? Ich kapier's nicht.« Felix faselt irgendwas auf Polnisch und Lars brüllt aus dem Wohnzimmer, dass der Blutzucker jetzt bei 148 mg/dl ist. Na, wenigstens das hat geklappt. Der Zuckerwert ist im Soll. Währenddessen packt Frau Kowalska polnische Süßigkeiten aus. Nicht eine, nein palettenweise.

»Die Waffeln liebe ich«, jubelt Felix und reißt die Packung auf. Ich muss mich setzen. Zwischen die Lockenwickler und die Kobra. Den kauenden Felix, den Infusionsständer Stefan und den grinsenden Lars, zwischen drei Schüsseln Bigos, 100 Waffeln und geschnittene Apfelscheiben.

Was ist hier eigentlich los? Fangen wir mal von vorne an. Eine lediglich etwas deutsch sprechende entzückende ältere Dame hat ihren Neffen aus Polen zu Besuch. Beide sind Diabetiker. Er hat aus Polen Insulin mitgebracht. Literweise. Sie hat das mal so nach Lust und Laune in entweder ihren oder seinen Pen gefüllt, ist auch egal, weil alle alles benutzen. Statt Blutzuckermessung wird lustig Insulin verabreicht und Waffeln gegessen? Er wird immer wieder komisch und deshalb stellt sie ihm Äpfelchen hin?

»Haben Sie einen Hausarzt?«, frage ich etwas verzweifelt. Sie nickt eifrig. »In Polen.« Na, das hätte ich mir auch denken können.

»Felix, könntest du Marek bitte erklären, dass wir ihn gerne mit ins Krankenhaus nehmen möchten?« Felix legt los. Aber er kommt nicht weit. Marek winkt ab und schüttelt heftig den Kobrakopf. Mein Dolmetscher dreht sich zu mir um: »Will er nicht.«

»Danke, Felix, aber das habe ich auch so verstanden.«

Ich versuche mit Hilfe des kauenden Felix möglichst alles zu erklären, aufzuschreiben und einen Hausarzt zu googeln.

»Gehen Sie da bitte hin. Sie beide.« Ich setze das freundlichste und mütterlichste Gesicht auf, das mir gerade zu Verfügung steht, und hoffe meine Botschaft kommt an. Frau Kowalska nimmt meine Hand und lächelt. »Dziekuje.« »Gern geschehen«, lächle ich zurück. Ich werfe einen letzten Blick auf Marek.

»Auf Wiedersehen, Marek!« Keine Reaktion. Marek hat eine Schüssel Bigos auf dem Schoß und langt ordentlich zu. Zum Glück tanzt er nicht mehr. Dafür kaut er genüss-lich.

»Tschüss, Frau Kowalska!« Ich mache mich auf den Weg nach unten durch ein Treppenhaus, das mittlerweile von einem köstlichen Krautgeruch durchzogen ist. Unten am RTW stehen die Jungs und machen die Geräte sauber. Wo ist Felix? Habe ich den etwa oben vergessen? Kurz befürchte ich, dass er bei Marek sitzt und Bigos isst, aber da kommt er mit einer Kiste polnischer Leckereien für die Wache aus dem Haus und hält mir eine Waffel unter die Nase. Ehe ich mich versehe, schiebt er sie mir zwischen die Zähne, und ich versuche mit vollem Mund zu protestieren. Aber Felix fällt mir ins Wort: »Vergiss es, einem Polen kannst du nicht ausreden, sich mit Essen zu bedanken.«

Wir fahren Richtung Wache. »Was war das gerade eigentlich?«, frage ich ihn etwas ungläubig. Er lächelt, lehnt sich zurück, dreht das Radio auf, holt tief Luft und antwortet geradezu stolz: »Das war polnische Gastfreundschaft!«

Was ist Diabetes?

Diabetes mellitus, die Zuckerkrankheit, ist eine krankhafte Störung des Zuckerstoffwechsels. Und kann, wie gesagt, in vielen unterschiedlichen Kostümen daherkommen. Wenn der Blutzuckerspiegel dauerhaft erhöht ist, schädigt er mit der Zeit Gefäße und Organe. Daher sollte Diabetes frühzeitig erkannt werden. Symptome: vermehrter Harndrang, starker Durst, Schwäche, Müdigkeit, Konzentrations- und Sehstörungen. Diabetes Typ 1 ist seltener, und die Betroffenen müssen regelmäßig Insulin spritzen, um ihren Blutzuckerspiegel zu senken. Typ 2 ist die häufigste Form, hier können eine Ernährungsumstellung, viel Bewegung und entsprechende Medikamente viel bewirken, und Insulin muss meist erst im fortgeschrittenen Stadium verabreicht werden.

Typ I ist immer insulinabhängig. Typ 2 kann insulinabhängig werden.

Übrigens, unsere Kobra war Typ 2 mit einer veritablen Unterzuckerung, was oft bei insulinabhängigen Diabetikern vorkommt, die sich zu viel gespritzt haben, aber dann nicht genug essen. Die möglichen Folgen: Nervosität, Zittern, Aggressivität und unbändiger Hunger. Oder eben die tanzende Kobra.

Herbert und die Kobra gehören eindeutig zu meinen Top Ten der lustigsten Einsätze im Rettungsdienst. Und das auch nur, weil es gut ausgegangen ist. Man sollte sich aber an solche amüsanten Tage und Nächte nicht gewöhnen, es kann jederzeit anders kommen, als man denkt. Und dann stehst du plötzlich wieder in einem Wohnzimmer, das du freiwillig nie betreten hättest. Zurück in die Notaufnahme. Dort geht es ja bekanntermaßen nicht weniger interessant zu, manchmal etwas ruppig, aber auch durchaus spannend.

Und es gibt auch diese besonders berührenden Geschichten, die einen nicht mehr loslassen.

KREBS IST EIN ARSCHLOCH

Es ist ein Tag wie jeder andere. Ein Rein und Raus, ein Kommen und Gehen, die Feuerwehr klingelt, um jemanden zu bringen, die Feuerwehr klingelt, um jemanden mitzunehmen. Ständig schellt das Telefon, jeder will irgendwas, alles geht natürlich nicht schnell genug. Die eine Schwester meckert, die andere freut sich. Der Patient im Wartezimmer beklagt sich über die Wartezeit. Es ist alles so wie immer. Die Feuerwehr bringt eine junge Frau, ich sehe sie nur von hinten. Der Feuerwehrmann kommt und gibt die Versichertenkarte ab. Routine. Alltag. »Luftnot«, sagt er.

»Ich schaue sie mir gleich an«, lächle ich, und beantworte den 538. Telefonanruf für diesen Tag. Während ich telefoniere, beobachte ich, wie die Schwester die Patientin an den Monitor anschließt und sich mit ihr unterhält. Ich schaue auf den Bildschirm. Die Atemfrequenz ist schnell, die Herzfrequenz nicht weniger schnell. Als ich endlich mit dem Telefonieren fertig bin, gehe ich hinüber. Ich habe jetzt mit wirklich allem gerechnet, aber damit nicht.

»Carola?« Die Stimme kenne ich. Ich schaue der Patientin in die Augen.

»Stephanie«, sage ich und versuche, ein fröhliches Gesicht aufzusetzen, um meinen Schockzustand zu überspielen. Als Kinder sind wir in derselben Nachbarschaft aufgewachsen. Sind Inliner gefahren, haben Buden gebaut, Spielplätze erkundet. Ich erinnere mich an die Seilbahn, auf der wir gefühlt unsere gesamte Kindheit hin und her gefahren sind. Jung, unbeschwert und ohne Sorgen.

Dieser Anblick hat jetzt gar nichts mehr mit meinen Erinnerungen gemeinsam. Vor mir liegt eine abgemagerte, junge Frau. Eine wunderschöne Frau von Mitte 30, zumindest das, was von ihr noch übrig ist. Ich hätte sie fast nicht mehr erkannt.

Um ehrlich zu sein, weiß ich gar nicht, was ich sagen soll. Ich verstecke mich hinter meinem Computer und bin diesmal tierisch froh, dass ich so tun kann, als müsste ich dringend etwas dokumentieren. Eigentlich verstecke ich nur mein Gesicht.

»Was führt dich zu mir?«, frage ich. »Ich bekomme immer schlechter Luft«, entgegnet sie, und selbst das bekommt sie kaum raus. Ich reiße mich zusammen und komme hinter dem Rechner hervor. Ich rolle zu ihr. Ich bin festgetackert auf meinem Schreibtischstuhl. Eine Art Schockstarre.

»Was ist mit dir passiert? Wie geht es dir? Ich habe dich kaum erkannt«, bricht es aus mir heraus.

»Ich dich schon«, erwidert sie, »aber du siehst im Gegensatz zu mir auch nicht so scheiße aus.« Sie lächelt mich an, und auch mir gelingt ein Lächeln. Wenn auch etwas schief und unbeholfen.

»Osteosarkom, meine Lunge ist voll von Metastasen«,

167

sagt sie, und ich schlucke. Im Volksmund, wenn auch nicht ganz korrekt, als Knochenkrebs bezeichnet, der in die Lunge gestreut hat.

Stephanie redet nicht lange um den heißen Brei: »Böse Sorte. Schlechte Prognose. Diverse Operationen und Chemotherapien und geblieben ist ein Restmensch ohne Aussicht auf Heilung.«

Ein bisschen schroff formuliert für ihre Verhältnisse, denke ich. Und sie hat offenbar meine Gedanken gelesen oder meinen Gesichtsausdruck richtig interpretiert.

»Ich halte nichts von Schönmalerei«, bricht es aus ihr heraus.

»Oh, scheiße, du tust mir leid«, stottere ich.

»Alles, bloß kein Mitleid«, entgegnet sie und lächelt unermüdlich weiter.

»Mitgefühl ist ausreichend.« Wie recht sie hat! »Naja, jedenfalls kriege ich immer schlechter Luft seit einigen Tagen, ich kann kaum noch ganze Sätze sprechen.«

»Kannst du noch laufen?«, frage ich.

»Ich konnte es bis vor einer Woche, jetzt komme ich nicht mal mehr hoch.«

Während ich die Untersuchung mache, die Lunge abhöre und abklopfe, höre ich jemanden draußen auf dem Flur rufen: »Wo ist meine Frau?«

Die Stimme ist nicht zu überhören. Ich öffne die Tür des Untersuchungszimmers und blicke nach vorne zur Aufnahme. Dort steht offenbar Steffis Mann. Völlig aus der Puste, nassgeschwitzt, den Tränen nahe, als wäre der Teufel hinter ihm her. »Wo bist du?«, schreit er völlig verzweifelt.

Ich winke der Schwester zu und gebe ihr ein Zeichen. Sie nickt und lässt ihn durch. Er schaut weder rechts noch links, stürzt ins Zimmer und hat nur noch Augen für seine Frau. Ich stehe paralysiert an der Wand. Die beiden schauen sich an. Es ist einer dieser Blicke, die wahrscheinlich nur ganz wenige Menschen in ihrem Leben erfahren dürfen. Der alles vereint. Angst, Trauer, Hoffnung, aber vor allem bedingungslose Liebe. Die Augen der beiden lassen nicht mehr voneinander ab.

»Ich dachte, du wärst tot! Deine Schwester hat mich angerufen und gesagt, du seist auf dem Weg ins Krankenhaus. Ich habe alles stehen und liegen lassen. Ich dachte, ich schaffe es nicht mehr, ich hatte solche Angst!«

»So schnell stirbt man nicht.« Stephanie streichelt ihm über die Hand. »Ich habe dir versprochen: Ich gehe nicht ohne dich.«

Ich bin völlig fehl am Platz. Ich würde mich gerne einfach aus der Situation beamen und ganz weit weg sein. Diesen Moment den beiden lassen. Die kalte Notaufnahme, der alarmierende Monitor, das anrollende Martinshorn. Ich stehe wie angewurzelt und schaue die beiden an.

»Entschuldigt.« Ich weiß nicht mal, ob ich das laut gesagt habe. Ich versuche es nochmal. Ich räuspere mich total peinlich.

»Entschuldigt.« Ich suche verzweifelt die Sauerstoffmaske, um sie Steffi aufzusetzen. Eigentlich suche ich verzweifelt irgendetwas. Gefunden. Gott sei Dank. »Nehmen Sie doch bitte im Wartezimmer Platz«, komplimentiere ich ihren Mann heraus und habe ein schlechtes Gewissen dabei.

»Danke dir«, sagt Steffi.

»Danke?«, frage ich ungläubig.

»Ja, noch länger hätte ich das nicht ausgehalten.« Frag mich mal, denke ich und lächle. »Ihn nimmt das sehr mit. Aber ist ja auch klar. Ich habe nicht mehr lange. Ich versuche mich zusammenzureißen. Es sieht schlecht aus«, fragt sie, »nicht wahr?«

Es gibt Anzeichen, ich kann sie nicht genau erklären, die in Körpersprache und Gesichtsausdruck andeuten, dass sich das Leben am Ende befindet. Dass es nicht mehr lange dauert.

»Weißt du«, sage ich, »wir bringen dich jetzt mal hier aus dem Untersuchungsraum auf die Station und dann reden wir. Ich hole deinen Mann dazu. Möchtest du sonst noch jemanden anrufen?«

»Ja, meine Schwester und meine Cousine.«

»Klar. Mach das. Wir sprechen, wenn alle da sind, okay?«

Ich brauche frische Luft. Während ich mich auf den Weg in den Innenhof mache, gebe ich noch dem Pfleger Bescheid. Ein Blick reicht. Er hat verstanden.

»Und 5 mg Morphin«, rufe ich noch, »intravenös.« Die Automatiktür knarrt. Ich bin draußen. Atmen. Luft. Pause. Es ist ein bisschen wie in der Höhle des Löwen, die Gespräche, die jeder Arzt scheut. Vom Leben und Sterben. Vom baldigen Sterben. Und ich weiß, dass es nicht einfacher wird, je länger ich diesen Zeitpunkt vor mir her schiebe. Etwas Zeit bleibt mir. Bis Steffis Schwester und die Cousine da sind. Ich lege den Kopf in den Nacken und starre in den Himmel. Aber auch da oben gibt es keine

Antwort, keine göttliche Eingebung, keine Hilfe. Es sind immer die gleichen Gedanken. Wie? Darum geht es. Das Ergebnis steht ja fest. Steffi wird sterben. Aber wie bringe ich es ihnen bei? Das Gespräch wird schwierig, es ist immer schwierig, immer anders, aber nie leicht. Das Wie ist entscheidend. Und am Ende helfen alle klugen und strategischen Überlegungen nicht. Ich handle aus dem Bauch heraus. Intuitiv.

Ein letzter tiefer Atemzug und ich gehe wieder hinein. Vor Steffis Zimmertür halte ich einen kurzen Moment inne. Na dann. Ich betrete den Raum und schaue Stephanie an. Umringt von ihrer Familie, ihr Mann sitzt auf der Bettkante und streichelt ihren Unterarm.

»Ist es besser mit der Luft?«, frage ich.

»Das Morphin tut seine Wirkung«, strahlt sie. »Mir geht's viel besser.«

Ich stelle mich vor. Auch ihre Schwester kenne ich von früher, sie wirkt traurig, versucht aber stark zu sein. Extrem sachlich. »Wie geht es nun weiter?« Sie schaut mich fast vorwurfsvoll an. »Wir waren gerade dabei, den Palliativdienst zu organisieren.«

»Sie wissen also, dass Steffi stirbt?« Ich schaue in betroffene Gesichter. Eine Mischung aus Schamgefühl und Peinlichkeit macht sich breit. Keiner traut sich etwas zu sagen.

»Machen Sie doch irgendwas!«, raunzt die Schwester mich an. Ich verstehe ihre Verzweiflung und habe tiefes Mitgefühl.

Ich setze mich auf die Bettkante. »Steffi, was möchtest du denn?« Sie blickt zu mir hoch. »Ich möchte nach

Hause.« Tränen laufen über ihre Wangen. Sie ist so unglaublich stark in diesem Moment.

»Ich möchte nach Hause. Es ist Zeit. Ich werde gehen. Aber zu Hause und nicht hier. Und vor allem nicht allein.« Die Luft kann man schneiden.

»Wie, nach Hause?« Steffis Schwester schaut mich Hilfe suchend an. Ich antworte nicht. Ich schweige.

»Nach Hause?«, fragt die Schwester nochmal. Steffi nickt.

»Kannst du mir irgendwas geben, dass ich keine Schmerzen habe?« Ich nehme ihre Hand. »Wenn ich eins kann, dann, dass du keine Schmerzen hast. Das verspreche ich dir.«

Die Schwester bittet mich vor die Tür. Ihr hartes Gesicht wird plötzlich ultraweich, sie weint.

»Ich habe Angst«, sagt sie. »Was soll ich bloß tun? Ich möchte nicht vor ihr weinen, möchte stark sein. Aber ich kann nicht mehr.«

»Weine«, sag ich. »Weine um sie. Sag ihr, dass du um sie weinst. Weint gemeinsam. Sag ihr, wie es dir geht. Steffi ist so stark. Sie weiß es. Sie braucht euch. Euch bleibt nicht mehr viel Zeit. Ihr habt so lange gekämpft, sie hat gekämpft. Und ihr habt nicht verloren. Ihr habt gewonnen. Und zwar Liebe und Stärke. Und eine intensive Zeit, die euch keiner mehr nehmen kann.«

Ich entlasse Steffi auf ihren Wunsch nach Hause, keine fünf Stunden, nachdem wir uns seit Jahren das erste Mal wieder gesehen haben. Das erste und letzte Mal. Als sie im Beisein der Familie die Notaufnahme verlässt, durchfährt mich eine wohlige Wärme. Sie lächelt mich an. Ich lächle zurück. »Mach's gut«, sage ich. »Du auch.« Und wir wissen beide, was gemeint ist.

Krebs ist ein Arschloch, denke ich und verlasse die Notaufnahme. Ich verlasse sie für heute. Und wenn ich morgen zurückkehre, werde ich eine andere sein. Ich habe keine Angst vor dem Tod. Ich habe keine Angst vor dem Sterben. Aber ich lerne Demut und Dankbarkeit für das Leben. Jeden Tag. Auch dank Steffi. Zwei Tage später ist sie gestorben. Zu Hause. Umringt von Liebe. Friedlich.

Ich denke oft an sie. Und an die Liebe, die sie gegeben hat. Das reicht für zwei Leben. Mögest du in Frieden ruhen. Wichtig ist das, was bleibt.

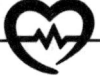

Hospiz und Sterbebegleitung

Ein Hospiz, lateinisch für Herberge, Gastfreundschaft, ist meist eine stationäre Pflegeeinrichtung der Sterbebegleitung. Hier werden Menschen mit einer unheilbaren Erkrankung in ihrer letzten Lebensphase palliativ versorgt. Dabei stehen vor allem Schmerzfreiheit und Lebensqualität im Vordergrund. Der Kranke und seine Angehörigen werden durch ein professionelles Team unterstützt. Auch die Trauerbegleitung ist ein wichtiges Element im Hospiz. Sterben, Tod und Trauer gehören zum Leben und sollen in Alltag, Medizin und Pflege integriert werden.

Aber Sterbebegleitung muss nicht immer in einem Hospiz stattfinden. Viele Angehörige begleiten ihre Liebsten auch zu Hause. Wichtig ist, dass wir den Sterbenden Zeit und Ruhe geben und sie würdevoll behandeln. Auch hier darf man professionelle Unterstützung in Anspruch nehmen, damit der Abschied für alle so erträglich und friedlich wie möglich ist.

Alle haben Angst, die Situation nicht meistern zu können. Der wichtigste Schritt ist es, alle dabei zu unterstützen und ihnen Vertrauen zu vermitteln.

WENN PAPA STERBEN WILL

»Das werden wir ja wohl noch sehen!« Die Stimme schallt bedrohlich durch die Notaufnahme. Klingt ungefähr so wie eine Mutter, die ihren pubertierenden Teeny anbrüllt, wenn die Antwort auf »Ich sperre dir dein WLAN« lautet »Du kannst mich mal!« Ja, genau in diesem Tonfall. Es kommt in einer wuseligen Notaufnahme selten vor, dass die Schwester vorne vom Tresen aufsteht, um zu gucken, wer da schreit, während er (oder sie) reinkommt. Und das eben nicht vor Schmerzen. Aber das ist so ein Fall.

»Du hältst jetzt den Mund, das werden wir noch sehen.« Holla, denke ich. Das werde ich mir selbst ansehen. Mein Assistent Max und ich lehnen seit circa 30 Sekunden am Tresen in der Notaufnahme. Wir haben gerade einen Ultraschall gemacht und wollten nun eigentlich den Gang zur Kaffeemaschine wagen. Na dann wohl eher »Das werden wir ja wohl noch sehen« statt lauwarmen Kaffee.

»Milch ist eh alle«, lacht Max. »Ich komme mit. Das will ich auch sehen!«

Im Triagebereich des Rettungsdienstes, also da, wo alle Patienten nach Dringlichkeit eingeschätzt werden, bevor sie zur Weiterbehandlung verteilt werden, liegt ein Mann auf der Feuerwehrtrage. Das Alter kann ich schlecht schätzen, er sieht alt und krank aus. Ich bemerke die genervt gerollten Augen der Rettungsdienstkollegen, als sie mir ein »Hi, Caro« zuwerfen. Bevor einer der Sanitäter den Satz »Die ist so nervig« auch nur aussprechen kann, wuselt »die« schon dazwischen. Die Stimme. Die »Das werden wir ja wohl mal sehen«-Stimme. Max und ich schauen uns an. Wir müssen nicht reden. Wir haben verstanden.

»Kaufmann, hallo, ich bin hier der Assistenzarzt«, geht Max freundlich auf den Herrn zu. Noch bevor er sich richtig vorgestellt hat, redet die »Das werden wir ja wohl mal sehen«-Frau in Stenogeschwindigkeit ohne Punkt und Komma auf ihn ein. Also eigentlich auf alle. Auf Max, die Schwester, die Sanitäter, und sie würde auch noch auf die Reinigungskraft einreden, wenn sie ihr gerade in die Quere käme.

»Also, die haben alle keine Ahnung!« Von wegen: Sie seien jetzt in drei Krankenhäusern gewesen, und man könnte nichts mehr tun und ihr Vater würde nichts mehr essen und immer mehr abmagern und was das überhaupt für ein System sei, wo man nicht mal mehr Leute behandeln würde. Und sie würde jetzt einen Anwalt einschalten und hier seien die Unterlagen.

Mit einer enormen Wucht landen in diesem Moment drei Kilogramm Krankenakten auf einmal vor der verdutzten Krankenschwester. Patsch. Das hat gescheppert. Ich lehne im Türrahmen und beobachte, wie sowohl Max als auch der Herr auf der Trage immer mehr verzweifeln. »Herr Tüschel«, informiert der Kollege vom Rettungsdienst freundlicherweise.

Herr Tüschel hat bis jetzt noch gar nichts gesagt beziehungsweise sagen können, weil jeder Versuch von Max –
»Was kann ich für Sie tun?« – von Herrn Tüschels Begleitung mit Wutanfällen über unfähige Kliniken, Ärzte und überhaupt das ganze System quittiert wird. Herr Tüschel atmet. Tief. Schließt immer wieder die Augen und seufzt vor sich hin. Ja, so wie man seufzt, wenn man denkt »Himmel hilf, wann hält die endlich den Mund?« Zumindest habe ich diese Sprechblase gerade vor Augen.

Mittlerweile haben wir dank eingelesener Krankenkassenkarte das wahre Alter des Patienten. 65. Er sieht mindestens 20 Jahre älter aus. Und »die Stimme« ist zumindest mal kurz ruhiger, während sie sich als zugehörige Tochter outet und zur Kontaktaufnahme der Krankenschwester ihre Telefonnummer diktiert. Einen kurzen Moment nur. Aber den nutzt mein Assistent. Wow, Max, gut geschaltet.

»Herr Tüschel, was ist los?« »Die Stimme« will antworten, kann aber nicht, weil sie noch die Telefonnummer sortiert und somit hat Herr Tüschel jetzt endlich mal eine Chance: »Ich kann nicht mehr. Ich sterbe und Sie sollen gar nichts mehr tun.«

Max schaut ungläubig und setzt zielstrebig an: »Und warum ...?«

Naja, einen Versuch war es wert, aber er wird unmittelbar unterbrochen. »Die Stimme« ist zurück.

»Erzähl so was nicht. Du stirbst nicht. Hier stirbt keiner. Ich glaube, ich spinne. Du bekommst hier Hilfe. Und eine Magensonde, damit du mal wieder zu Kräften kommst.« Sie wird lauter und beugt sich zu Max, der mittlerweile in eine Mischung aus vornehmer Zurückhaltung und Schockstarre verfallen ist.

»Hier stirbt keiner. Sie helfen meinem Vater jetzt.« Ich habe mir das lang genug angesehen und mittlerweile Mitgefühl für Herrn Tüschel – und für Max. Bevor das noch ausartet, stelle ich mich der Tochter vor und bitte sie freundlich ins Wartezimmer. »Und währenddessen nehmt ihr bitte eine Blutprobe von Herrn Tüschel. Danke!«, rufe ich über die Schulter und füge erklärend hinzu: »Wir müssen bei Ihrem Vater ein paar Untersuchungen machen.«

Ich lächle, zwar etwas gequält, aber durchaus deeskalierend. Die Tochter steht nun mitten im Wartezimmer und hat die Arme in die Hüften gestemmt. Doch bevor sie wieder loslegen kann, übernehme ich: »Wir verstehen Ihre Sorge, aber lassen Sie uns erstmal ein Bild von der Situation machen. Wir kommen gleich auf Sie zu, dann reden wir in Ruhe, okay?« Ich erhalte immerhin ein gequältes Lächeln und ein wortkarges »Okay«.

Nebenan im Untersuchungszimmer hat Herr Tüschel tapfer die Blutentnahme über sich ergehen lassen. Max und er schauen erwartungsvoll. Hat sie tatsächlich okay gesagt? Hat sie. Aufatmen.

»Danke!«, sagen Max und Herr Tüschel gleichzeitig.

»Hey, ihr dürft euch was wünschen«, lächle ich. Finger kreuzen und Wunsch nicht sagen. Dieses Spielchen klappt immer. Max lächelt. »Ich hab einen.« Und schweigt vielsagend. »Ich auch, aber ich möchte den Wunsch sagen«, atmet Herr Tüschel schwer.

»Okay, für Sie machen wir eine Ausnahme.«

»Ich möchte einfach nur meine Ruhe«, seufzt er. Mich

hat zwar keiner gefragt, aber ich darf mir jetzt auch mal was wünschen. Und dann wünsche ich mir ein Lächeln auf allen unseren Gesichtern. Sage aber nichts.

Max nimmt sich die Akten vor. »Ich lese mich mal ein und mache eine Anamnese. Na toll ...«, er denkt laut und blickt mit einer leichten Verzweiflung auf den Stapel. »Das dauert. Der Klassiker, Freitagnachmittag mit Akten in die Notaufnahme. Ich warte auf den Tag, wo in die Notaufnahme nur Notfälle kommen«, murmelt er vor sich hin, während er das Untersuchungszimmer verlässt und sich mit seinem Aktenwust auf dem Arm an mir vorbeischlängelt.

Das ist einer der Momente, wo ich mich nur zu gut an meine Assistenzarztzeit erinnere. Ja, das kenne ich. Kein Mitleid, da müssen wir alle durch, denke ich und setze mich zu Herrn Tüschel. Im Eifer des Gefechts ist hier nämlich etwas zu kurz gekommen: Das Wichtigste!

Wir schreiten zum Äußersten und sprechen mit dem Patienten, denke ich lächelnd. Tatsächlich ist man leider manchmal mehr mit Nebenkriegsschauplätzen beschäftigt, und der Patient geht vollkommen unter, weil eine hysterische Familie oder besorgte Freunde die ganze Aufmerksamkeit auf sich ziehen. Nun also zu meinem Patienten.

»Entschuldigen Sie, nun sind Sie aber mal an der Reihe! Ich hatte ja noch gar keine Zeit für Sie und wollte zumindest mal schauen, wie es Ihnen geht.«

Herr Tüschel strahlt. »Gut, danke. Ich bin müde und fertig, aber es ist wenigstens mal Ruhe.«

»Die haben Sie sonst nicht so, was?«, frage ich verständnisvoll.

»Meine Tochter ist 'ne Liebe, die meint das nicht so, aber sie kann mitunter wirklich anstrengend sein.«

»Das habe ich schon mitbekommen«, zwinkere ich, »aber ich weiß immer noch nicht, warum Sie eigentlich hier sind. Und bevor der Anwalt Ihrer Tochter hier hereinspaziert, wüsste ich gerne, was mich erwartet.«

Herr Tüschel lächelt. »Ach, die mit ihrem Anwalt. Sie hat gar keinen ...«

»Puh, da bin ich aber froh«, antworte ich freundlich. Er greift meine Hand.

»Wissen Sie, ich werde sterben. Ich habe Bauchspeicheldrüsenkrebs. Der hat gestreut. Ich habe mir auf Wunsch meiner Tochter eine Chemo angetan, Bestrahlung und mir wurden die Organe auf links gedreht. Rausgenommen, was ging, der Rest wieder rein. Es ist eine Qual. Ich hätte vor zwei Jahren schon einfach Nein sagen sollen. Wir waren bei allen Ärzten und führenden Experten auf Gottes Erden, ich habe alles über mich ergehen lassen. Ich muss sagen, dass die Diagnose mich geschockt hat, aber ich habe alles tausendmal durchdacht, erlebt, bin von den Toten auferstanden. Nach so einer OP auf der Intensivstation aufzuwachen und nicht zu wissen, ob man lebt oder schon tot ist, wünsche ich keinem. Ich möchte nicht mehr kämpfen. Ich bin glücklich so. Aber meine Tochter akzeptiert das nicht. Sie kann nicht loslassen. Und jetzt bin ich in der Notaufnahme, aber ich bin gar kein Notfall und möchte hier nicht sein. Ich weiß gar nicht, was ich hier soll. Ich habe weder Schmerzen noch sonst was.«

Er zeigt auf sein Fentanylpflaster. Ein synthetisches Opioid, das bei starken und anhaltenden Schmerzen eingesetzt wird.»Das hilft mir gut. Ich esse nichts mehr, weil ich keinen Hunger habe. Und weil ich einfach nicht mehr will. Und jetzt schleppt mich meine Tochter hier in die Notaufnahme, damit Sie mir gegen meinen Willen eine Magensonde einbauen.«

»Hier baut keiner irgendwas ein«, lächle ich ihn an. »Sie sind doch vollkommen bei sich und klar im Kopf. Seien Sie froh. Wir sorgen dafür, dass hier nichts geschieht, was Sie nicht wollen.«

»Ich kann mich nicht wehren, ich bin zu schwach. Sie schleppt mich immer wieder ins Krankenhaus.«

Die Tür springt auf. Max ist zurück.

»Das ging aber schnell!« Gut, den Kommentar konnte ich mir nicht verkneifen. Oh je, nicht witzig. Das sagt mir zumindest sein Gesichtsausdruck. Akten sind offenbar nicht sein Ding. Es folgt ein trockenes »Haha«. Mehr Antwort bekomme ich nicht, dafür einen vorbildlichen Rapport: »Exokrines Pankreas Karzinom, Stadium IV.«

»Danke, Max.« Ich strahle ihn an.

»Da wissen Sie mehr als ich«, flüstert Herr Tüschel. »Für mich klingt das wie Böhmische Dörfer. Oder Und Tschüss!« Max schaut verdutzt. Der Arme, jetzt hat er sich durch diesen Papierwust gewühlt und eingelesen, und wir sind hier schon fertig. Ich will ihn nicht demotivieren.

»Heißt?«, frage ich.

»Na, palliativ. Also nicht mehr heilbar.«

»Sag ich doch«, wirft Herr Tüschel ein. »Könnten Sie das nochmal meiner Tochter erklären? Ich glaube, die ist auf dem Ohr taub.«

»Manchmal hören Menschen eben nur das, was sie hören wollen«, erwidere ich. »Wir holen mal Ihre Tochter.«

»Die Blutergebnisse sind auch da. Gruselig«, flüstert Max mir zu.

»Naja, was hast du erwartet?«

»Eigentlich genau das.«

»Na siehste.«

Die Tochter kommt aus dem Wartezimmer leicht aggressiv und schnellen Schrittes auf uns zu.

»In Deckung, schnell!«, ironisiert Max. Ich mache mich zwei Köpfe größer. Brust raus. Bauch rein.

»Bauch einziehen«, lacht Max. »Oh, sorry, hab laut gedacht.«

»Habe ich gemerkt.«

Herrn Tüschels Tochter ist immer noch im Angriffsmodus: »Wie geht's jetzt weiter?«

»Lassen Sie uns erstmal ins Untersuchungszimmer zu Ihrem Vater gehen«, versucht Max sie zu beruhigen. Und schon stürmt sie los und auf ihren Vater zu.

»Wie geht's dir, Papa?« Ihre Stimme wird sanft. Immerhin.

Herr Tüschel holt tief Luft. »So, wie zu Hause auch, und gestern auch. Und vorgestern auch, Maria.«

Sie runzelt die Stirn. »Lass gut sein, Papa. Also«, sie dreht sich zu uns um und schaut uns fordernd an. »Wie geht es jetzt weiter?«

Ich zähle rückwärts bis drei und atme tief durch. Max will zum Antworten ansetzen und bekommt von mir einen durchdringenden Blick. Verstanden. Ich übernehme das jetzt hier mal.

»Schauen Sie, Frau …?«

»Altenberg. Maria Altenberg.« Oh, der Tonfall ist auch nicht gerade freundlich. Egal, ich mache einfach weiter: »Ihr Vater wünscht keine weitere Therapie.«

Ich habe den Satz noch nicht ganz ausgesprochen, da legt Frau Altenberg richtig los. Während ich beobachte, wie Max' Augen immer größer und Herrn Tüschels Atemzüge immer tiefer werden, merke ich ebenfalls, wie mein Geduldsfaden immer kürzer wird. Und dünner. Ruhig bleiben, denke ich. Sie ist verzweifelt. Sie will es nicht wahrhaben. Im Gegensatz zu ihrem Vater. Der ist schon um einiges weiter.

Dann folgt der Monolog, den ich schon erwartet hatte. Und nach einiger Erfahrung weiß ich, dass man sein Gegenüber jetzt erst einmal gewähren lässt und am besten ohne Unterbrechung einen gewissen Raum gibt. Es folgen Anfeindungen: »Sie sind alle unfähig.« Gefolgt von Drohungen: »Ich hole meinen Anwalt und verklage euch alle!« Verzweiflung: »Ich kann nicht mehr.« Bis hin zu: »Ich verstehe das nicht, wie man mich so hängen lassen kann.«

Diese fünf Minuten kommen uns ewig vor, und ich glaube, Max ist seit Minute zwei schon mental einen Untersuchungsraum weiter und überlegt, welche Medikamente er als Nächstes ansetzt. Ich muss gestehen, dass ich mich zwischendurch dabei erwische, wie ich durch das Fenster zwei herumtollende Spatzen beobachte, die sich offenbar gerade umgarnen. Bei »Du blöde Kuh« bin ich dann aber wieder voll da.

»Liebe Frau Altenberg, jetzt bin ich dran!« Überraschungsmomente sind nicht zu unterschätzen. Nun etwas schärfer:»Wir waren nicht beim Du, Frau Altenberg.«

Herr Tüschel atmet wieder schwer.»Maria, lass gut sein, bitte.«

Aber jetzt läuft Maria zu Höchstform auf. Mittlerweile so laut, dass Schwester Tabea den Kopf in das Untersuchungszimmer steckt und fragt, ob sie helfen kann.

»Ein Glas Wasser für Herrn Tüschel«, bitte ich,»das wäre schön.«

Herr Tüschel lächelt.»Danke.«

Okay, dann anders. Wenn einer laut wird, muss man auch laut werden. Freundlich, aber bestimmt.

»Frau Altenberg, es reicht! Ich habe Ihnen jetzt zehn Minuten lang zugehört. Zumindest hat es sich so angefühlt. Und bis auf die Tatsache, dass Sie uns die ganze Zeit über gesagt haben, was SIE wollen und wie es IHNEN geht, hat Ihr Vater übrigens mit mir über alles Wichtige gesprochen – als Sie nicht dabei waren. Zwischen Ihren ganzen Sorgen und Nöten habe ich den Wunsch Ihres Vaters nicht ein einziges Mal wahrnehmen können. Er hat mir gegenüber seinen Wunsch geäußert. Ich weiß nicht, ob Sie ihm nicht zugehört haben oder es nicht wahrnehmen wollen. Und ob Sie es gut finden oder nicht: Ihr Vater entscheidet. Und zwar allein. Und ich bin seine Ärztin. Handele also in seinem Interesse, nicht in Ihrem. Ich weiß nicht, wen Sie warum wann wo verklagen wollen, aber Sie können niemanden dafür verklagen, dass Ihr Vater Krebs hat und sterben wird. Und vor allem möchte.«

Schweigen.

Selbst Max ist gedanklich wieder in unser Zimmer zurückgekehrt. Ein Kilo Gold für seine Gedanken. Es rattert. Nicht nur bei Max. Offenbar auch bei Frau Altenberg. Und bei Herrn Tüschel. Und bei mir. Wir denken also alle. Wenn ich Sprechblasen malen könnte, würden die wie folgt aussehen.

Herr Tüschel: Endlich ist es raus.
Max: Das hat sie nicht wirklich gesagt gerade. Krass.
Frau Altenberg: Die spinnt doch. Die ist wahnsinnig.
Ich: Ruhig bleiben. Atmen.

Ein Hoch auf Tabea, die just in diesem Moment mit dem Wasser für Herrn Tüschel hereinkommt.

»Ist was?«, fragt sie zaghaft.

»Ja, ich habe Durst. Und ich möchte nach Hause«, antwortet Herr Tüschel.

Bevor die Tochter wieder ansetzt, scheint es, als bäumte sich ihr Vater noch ein letztes Mal auf. So wie ein totgeglaubter Stier, dessen Todesstoß nicht wirklich tödlich war und den Matador überrascht. Und diese Überraschung gelingt.

»Maria. Es reicht! Es ist Schluss. Schluss mit Bevormundung, Schluss mit Magensonden, Anwälten, Streitereien mit Ärzten. Ich habe dir zuliebe die letzten zwei Jahre alles gemacht. Und auch für mich war diese Nachricht damals furchtbar, glaub mir. Aber seit zwei Jahren steckst du fest. In Wut und Verzweiflung. Ich möchte das nicht mehr! Es ist keiner verantwortlich, es ist keiner schuld. Lass uns nicht die letzten Tage so verbringen. Ich möchte und werde sterben. Hilf mir. Und ich helfe dir.

Aber hör jetzt bitte auf, mich von freundlichen Feuerwehrleuten auf Plastiktragen durch die Gegend fahren zu lassen. Such lieber mit mir ein Bestattungsinstitut aus – jetzt ist Schluss.«

Maria schluckt. Max schluckt. Ich schlucke. Herr Tüschel schluckt. Und zwar einen Schluck vom Wasser. »Ich wünschte, es wäre Schnaps.« Da lächelt sogar Maria. Zumindest zunächst. Dann fängt sie an zu weinen.

»Komm Max, wir gehen mal und lassen die beiden allein.« Mit gesenktem Kopf verlässt er hinter mir das Untersuchungszimmer.

»Und jetzt?«, fragt er.

»Jetzt warten wir und bestellen einen Krankentransportwagen nach Hause. Dieser Mann ist entschlossen und weiß, was er will. Was für ein Segen.«

»Ja, ein Segen. Schade, dass seine Tochter das nicht einsieht.«

»Noch nicht«, sage ich. »Vielleicht schneller, als du glaubst. Manchmal brauchen wir Menschen eine Schrecksekunde. Und die löst dann den Knoten.«

»Und ich brauche jetzt einen Kaffee«, sagt Max. Gute Idee. Mit unseren Tassen in der Hand stehen wir in der Küche.

»Der Krankentransport ist da«, ruft Tabea. Max und ich lassen den Kaffee mal Kaffee sein und gehen wieder nach vorne. Frau Altenberg steht mit geröteten Augen auf dem Flur. Neben der Trage des Krankentransports. Sie wirkt verunsichert. Herr Tüschel erleichtert.

»Auf Wiedersehen«, ruft Tabea ihm hinterher, als er die Notaufnahme in Begleitung der Sanitäter verlässt. Er dreht sich um, hebt den Kopf und lächelt. »Auf keinen Fall. Sagen Sie lieber: Machen Sie's gut.«

Max schaut mich an. »Hoffen wir's mal. Für ihn.« Dann lächeln wir. »Machen Sie's gut, Herr Tüschel.«

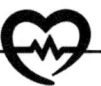

Fünf Phasen der Trauerbewältigung
(nach Kübler-Ross)

Jeder Mensch geht mit Trauer, Schmerz und Verlust anders um, und doch durchlaufen wir alle mehr oder weniger die gleichen Phasen. Es ist ein langer und schwieriger Weg. Aber er lohnt sich. Am Anfang steht meist das Leugnen, doch am Ende kommt die Akzeptanz. Und wir gehen im besten Falle gestärkt daraus hervor.

Phase: Leugnen

Jemand bekommt die Nachricht, dass er oder sie an einer unheilbaren Krankheit leidet. Oder ein naher geliebter Mensch. Die erste Reaktion ist: Schock. Unglaube und eine Art Betäubung. »Das kann nicht sein!« Das Leugnen ist ein natürlicher Abwehr- und Schutzmechanismus. Der Mensch braucht Zeit, um sich der furchtbaren Tatsache stellen zu können. Das betrifft auch jene, die plötzlich einen geliebten nahestehenden Menschen durch Tod verloren haben.

Man weiß, die Nachricht (Krankheit oder Tod) ist wahr, aber ist noch nicht bereit, sie zu akzeptieren. Es ist nicht unbedingt ratsam, diese Phase so schnell wie möglich zu »überspringen«, vielmehr ist es ein ganz natürlicher Vorgang. Die Zeit des Leugnens geht von ganz alleine vorbei, wir sollten sie sowohl bei uns als auch bei anderen zulassen. Hilfe von außen brauchen wir, wenn nach einigen Wochen das Leugnen anhält und die zweite Phase sich partout nicht einstellen will.

Phase: Wut

Nach der Schockstarre kommen die Gefühle. »Warum ich?« Oder: »Warum mein Kind?« Hier mischt sich Wut mit Verzweiflung. Vorwürfe werden gemacht, manchmal sich selbst, aber auch häufig uns Ärzten gegenüber. »Warum konnten Sie ihn nicht retten?« Wutgefühle können heilend sein, sie zu unterdrücken kann zu Depressionen und Verbitterung führen. Menschen, die trauern, sollten ihre Wut auf eine gesunde Weise äußern, indem sie offen darüber sprechen, aber auch eine körperliche Abreaktion ist gesund: Sport treiben, gegen einen Sandsack schlagen oder im Wald einfach mal alles rausschreien. Auch diese Phase darf und sollte in angemessenem Umfang ausgelebt werden.

Phase: Verhandeln

Merkwürdig, werden Sie vielleicht denken, nun hat man den Tod oder die schlimmste Krankheit als Tatsache in sein Leben gelassen, da fängt man an zu verhandeln. Worüber? Und mit wem? Ja, tatsächlich ist das eine ziemlich irrationale Phase. Nach der Wut treten Hoffnung und Glaube in den Vordergrund. Menschen beten oder hoffen. Dass der geliebte Mensch doch wieder gesund wird. Oder im Todesfall sogar gar nicht gestorben ist. Dass er plötzlich wieder da ist.

Vielleicht erscheint uns das als Außenstehende völlig absurd, aber auch diese Phase gehört zu einem gesunden Heilungsprozess.

Phase: Depression

Diese Phase ist sicher die schlimmste, denn nun realisieren wir, dass es tatsächlich keine Hoffnung mehr gibt. Die harte Realität hält Einzug und lässt uns in ein tiefes Loch fallen. Wir erleben eine depressive Phase. Menschen ziehen sich zurück, leiden und trauern. Sie verlieren die Lust und Freude an allem, auch an den Dingen, die ihnen immer viel bedeutet haben. Die Arbeit wird vernachlässigt, die Hobbys ebenfalls, und häufig kümmern sich die Trauernden auch nicht mehr um sich selbst. Auch diese Reaktion ist normal. Häufig sind es die anderen, die sich sorgen und den Trauernden möglichst schnell aus dieser Phase »herausholen« wollen. Doch das können und sollten wir aushalten, denn auch das geht vorbei. Wir können da sein, trösten und uns kümmern. Aber wir sollten diese Depressionsphase akzeptieren und vor allem respektieren.

Bei dem einen dauert es länger, bei der anderen geht es schneller. Manche Betroffene können sich auch über ein paar Monate depressiv und niedergeschlagen fühlen. Doch man sollte immer versuchen, Licht am Ende des Tunnels zu sehen. Auch dabei kann man sich Hilfe holen. Hier gilt ebenfalls: Man darf sich Zeit lassen, diese Phase zu verarbeiten.

Phase: Akzeptanz

Durchatmen. Ja, wenn wir diese Phase erreicht haben, tritt nach Verzweiflung und Leiden endlich Besserung ein. Wir akzeptieren und sehen der Realität ins Auge – der innere Heilungsprozess kann beginnen. Damit ist natürlich nicht gemeint, dass beispielsweise die Erkrankung plötzlich geheilt wird; hier geht es um die Seele. Das Wiederfinden des inneren Gleichgewichts. Die Betroffenen müssen ihren Seelenfrieden finden. Mancher kommt zu dem Ergebnis, dass es nun gut so ist, wie es ist. Das Leben hat sich verändert, und man stellt sich darauf ein.

Hinterbliebene nehmen ihre alten Tätigkeiten wieder auf, treffen Freunde und Familie, sie haben Spaß und lachen. Auch der oder die Verstorbene hat einen Platz in diesem Leben. Die Erinnerungen sind gut und schön. Das Leben geht weiter und muss auch weitergehen. Das ist gut so. Niemals sollte man sich als Angehöriger schuldig fühlen, weil das Leben weitergeht oder weil man lacht. Ganz im Gegenteil: Es zeigt dem Verstorbenen zum Beispiel, dass er sich nicht um uns Hinterbliebene sorgen muss. Viele Patientinnen und Patienten wünschen sich das sogar.

Eines möchte ich aus meiner Sicht als Ärztin unbedingt erwähnen. Die Phasen der Trauerbewältigung beeinflussen – wie wir an der Geschichte von Herrn Tüschel gesehen haben – auch das Arzt-Patienten-Verhältnis. Denn je nachdem, in welcher Phase sich mein Gegenüber gerade befindet, muss ich entsprechend reagieren. Auch Patienten und deren Angehörige befinden sich häufig in verschiedenen Phasen, denn jeder durchlebt Trauer in seinem eigenen Tempo und seiner eigenen Intensität. Das birgt natürlich Konflikte. Ich aber vertrete stets die Interessen der Patientinnen und Patienten. Also nehme ich auf deren Befindlichkeit Rücksicht, auch wenn ich natürlich für die Angehörigen Verständnis habe.

Die schlimmsten Situationen ergeben sich, wenn Angehörige sich in der Phase des Leugnens oder der Wut befinden, der Erkrankte selber aber schon weiter ist. Es ist ein ungerechter Kampf, der den Erkrankten zusätzlich

Kraft kostet. Und als Ärztin ist es sehr anstrengend, wenn der Patient selbst gehen möchte, die Angehörigen es aber nicht zulassen (können). Ich habe, was das betrifft, schon diverse Beschimpfungen aus der Verzweiflung heraus über mich ergehen lassen müssen. Das gehört leider dazu. Es zeigt aber vielmehr die große Sorge der Angehörigen, daher ist es meine Aufgabe, eine Lösung zu finden. Aber nicht für die Hinterbliebenen, sondern für die Patienten, denn für diese bin ich in diesem Moment verantwortlich.

Es ist für uns alle nicht leicht, mit schlechten Nachrichten, Krankheit und Tod umzugehen. Und jeder braucht sein Tempo, seine Zeit. Vor allem der, der gehen muss.

Lasst die fünf Phasen noch einmal auf euch wirken: Sich schützen, Gefühle zulassen, beten (wenn man gläubig ist) und hoffen, trauern und zuversichtlich nach vorne schauen. Dieser Weg ist gut und gesund. Und nicht nur das. Er ist notwendig. Sonst überwinden wir die Trauer nie.

#müde

Ich bin müde zu erklären, müde, immer und immer wieder das Gleiche zu »predigen«. Der Dame mit dem Sauerstoffgerät vor dem Raucherhäuschen habe ich schon hundertmal gesagt, sie solle das Rauchen lieber aufgeben. Der Süchtige hat von mir schon mehrfach eine Telefonnummer bekommen, wo er sich zum Entzug anmelden kann. Es hilft nichts, wenn die Menschen sich nicht selber helfen wollen. Ich komme mir mittlerweile wie eine Schallplatte vor – aber eine

mit Sprung. Ja, ich kenne tatsächlich noch Schallplatten.
Als Kind stand ich oft stundenlang vor dem Plattenspieler
und habe der sich drehenden Platte zugesehen und geduldig
beobachtet, wie die Nadel auf und ab ging. Heute fühle ich
mich häufig wie eine Langspielplatte, die immer den glei-
chen Song spielt. Das ermüdet.

Rauchen ist ein erheblicher Risikofaktor für einen Herzin-
farkt, Übergewicht ist ein Risikofaktor für viele chronische
Krankheiten, Alkoholkonsum zerstört die Leber, vom Arzt
verschriebene Tabletten sollten regelmäßig eingenommen
werden ... Alles Langspielplattenmonologe, die ich mir
mittlerweile spare, weil mein Gegenüber es sowieso a) selber
weiß und / oder b) keine Hilfe annehmen will.
In diesem Zusammenhang wurde ich früher übrigens auch
noch nie beschimpft, höchstens ignoriert. Das ist nun an-
ders. Wenn ich heute Dinge sage, die anderen nicht gefallen,
gibt's Ärger. Durch meinen Doc-Caro-Blog habe ich erfahren,
dass das Internet ungeahnte Möglichkeiten der anonymisier-
ten Beschimpfungen bietet, die oftmals leider ohne Konse-
quenz bleiben.
Ich möchte Aufklärung betreiben, situativ, aus meiner Sicht
als Ärztin Menschen sensibilisieren, aufmerksam machen
und helfen. Nicht beschimpft und beleidigt werden. Aber ich
bin müde. Und zwar nicht durch die FFP2-Maske, die min-
destens neun Stunden auf meinem Gesicht festgetackert ist.
Sondern wegen der Ignoranz der Menschen, weil sie einen
ärztlichen Rat nicht annehmen. Oder aufgrund ihrer Be-
schimpfungen, wenn ihnen etwas gegen den Strich geht. Das
ermüdet. Das macht mich fertig. Entmutigen lass ich mich
aber nicht. Schon alleine deshalb nicht, weil ich immer

noch Ärztin bin und bleibe. Ob es denen passt oder nicht. Und manchmal wünsche ich mir einfach den Plattenspieler zurück. Und diese Momente, der Platte zuzusehen. Einfach so. Glücklich. Und ohne Maske.

EIN ETWAS ANDERER SPIELEABEND

⚠️ Ich habe prinzipiell nichts gegen einen Fetisch oder dagegen, dass Leute ihn ausleben. Jeder nach seiner Fasson. Und ich muss hier auch nicht unbedingt mein Kopfkino bemühen, manche Dinge möchte man gar nicht so genau wissen – geschweige denn sehen. Aber wie ihr ja bereits wisst, bin ich von Berufs wegen oft ungebetener Gast, und da lässt es sich leider nicht vermeiden, dass das ein oder andere Geheimnis ans Tageslicht kommt.

So wie in diesem Fall – nur: mit so einem Geheimnis hinter der verschlossenen Tür hatte von uns wirklich keiner gerechnet. Nein, diese Wohnung versinkt nicht im Chaos, keine Müllberge, keine vernachlässigten Kinder (Gott sei Dank!), keine Exkremente – ganz im Gegenteil. In dieser Wohnung kann man nicht nur vom Boden essen, sondern auch am offenen Herzen operieren.

Hier wohnt Meister Proper. Das könnte man zumindest denken. Aber der Reihe nach. Es fängt an, wie es immer anfängt: Mit einem Notruf. Standard. Bewusstlose Person. Ihr kennt es ja mittlerweile. Mit dieser erstmal für uns nicht besonders ungewöhnlichen Meldung auf dem Pieper öffnen wir dann mal wieder die Büchse der Pandora. Habt ihr Bock? Zumindest ist das die Frage, die mir Marc stellt, als der Notruf eingeht.

»Na, hast du Bock?«, grinst Marc. Wir beide sitzen heute zusammen im NEF. Was für eine Frage. Bisher war der Tag ruhig, wir können uns nicht beschweren. Nun senkt sich so langsam der Abend über die Stadt, und ich hätte nichts gegen ein kleines Nickerchen. Ich weiß nicht, warum diese Einsätze immer dann kommen müssen, wenn man sich gerade auf den Nachtmodus eingestellt hat. Marc grinst. »Das ist einfach so. Ich glaube mittlerweile, da steckt Methode hinter.«

Also Blaulicht an und los geht's. Auf der Anfahrt funkt die Leitstelle uns an: »Ein Anrufer hat eine bewusstlose Person gemeldet. Er kann nicht sicher sagen, ob diese noch atmet, also haben wir mit der Telefonreanimation begonnen.«

Ich nicke. Okay. Das heißt, der Disponent hat dem Anrufer ganz konkrete Anweisungen gegeben und unterstützt ihn so vor Ort fernmündlich bei der Wiederbelebung.

»Na super, ne Rea.« Marc guckt mich an.

»Das können wir doch«, antworte ich. »Zumindest liegt da nicht einer alleine bewusstlos, ihm wird schon mal geholfen. Jetzt kann es nur noch besser werden.« Den Halbsatz des Leitstellendisponenten »irgendwas mit Würgen« hätten wir fast überhört.

»Warte mal«, sage ich, »was hast du gerade gesagt? Würgen wie übergeben oder würgen wie erwürgen?«

»Schwer zu sagen, der Anrufer war so aufgeregt, dass

ich nur ›würgen‹ verstanden habe. Ich würde aber mal von Erwürgen ausgehen. Das klang eher danach.«

»Dann informier schon mal die Polizei.«

Gut, also nochmal: bewusstlose Person, erwürgen, Telefonreanimation. Das wird ja mal wieder was. Wir biegen in eine Straße ein. Spielstraße, Doppelhaushälften, gutbürgerliches Niveau. Die Kinderfahrräder stehen vor den Häusern, und tatsächlich erkennt man unter dem Laternenschein auf dem Bürgersteig die Kreidemalerei von Hüpfkästchen. Hier wird also fleißig gespielt, denke ich, nicht wissend, dass sich das gleich noch im anderen Sinne bestätigen wird.

Ach, der RTW ist schon da. Am Ende der Straße vor einer Reihe von Mehrparteienhäusern schultern die Jungs gerade ihre Sachen. Stichwort Reanimation bedeutet, den gesamten Inhalt des Autos einfach mal mitzunehmen. Man weiß ja nicht, was kommt. Wir packen in Windeseile unseren Medikamentenkoffer und eilen in Richtung Hausnummer 27. Hoffmann. Hier muss es sein.

Wir klingeln. Keine Antwort. Wir klingeln erneut, diesmal Sturm. Am anderen Ende dann plötzlich ein wildes Drücken des Türöffners ohne Ansprache. Wir rennen die Treppen hoch. Dass es jetzt natürlich ins Dachgeschoss geht, ist ja mittlerweile jedem klar. Gut. Die Tür steht auf, und man hört Gewusel aus dem Nachbarzimmer, unterbrochen von der Telefonstimme des Leitstellendisponenten.

Die sind also immer noch bei der ferngesteuerten Reanimation. Dann also schnell. Ich scanne natürlich wieder die Umgebung. Flur, weiß gefliest. Keine Einrichtung. Komplett leer. Zwei Paar Schuhe stehen vor der Tür, sonst sieht es hier total unbewohnt aus. Steril. Wir kommen an der Küche vorbei und auch hier: eingerichtet, aber unbenutzt. Wahrscheinlich nur Wasser im Kühlschank. Leben ist hier nicht in der Bude. Die Wohnung scheint sehr übersichtlich zu sein. Flur mit Bad, Küche und ein Wohn-Schlaf-Raum. Denke ich zumindest, bis wir diesen Raum betreten. Den Ort des Geschehens. Es ist dunkel. Schwarze Latextapete. Der Boden mit einer Art Latexbelag ausgekleidet. Ebenfalls schwarz. Der Raum ist von zwei, ich nenne es jetzt mal Baustrahlern beleuchtet, die aber nicht hell strahlen, sondern den Raum in ein kaltes, ungemütliches Schummerlicht tauchen. In der Mitte steht eine Art Schafott. Ich kann es nicht genau beschreiben. Es sieht jedenfalls aus wie eine Mischung aus Reck, Turnstange und Fitnessgerät, an dem man sich dran- und / oder erhängen könnte. Etwa bis zur 2,50 Meter Neubaudeckenhöhe reichend. An einem Balken hängen neben einer Art Galgen, also einem Seil mit einem Leder-halsband, eine Auswahl an Folterwerkzeugen. Ich muss sagen, es gruselt mich bei dem Anblick.

»Bisschen wie in der Werkzeugabteilung im Baumarkt«, flüstert Marc. Ich dachte bis dato ein Schraubenzieher kann nur schrauben ... Aber damit nicht genug.

Eingebaut in die Dachschräge befinden sich Regale. Und was darin zu sehen ist, kannte ich bis dato, zumindest teilweise, nur aus der Proktologie. (Ihr wisst schon: Rektoskop, Klistier ... Und jetzt könnt ihr die Liste beliebig fortführen.) Ein Arsenal an Gerätschaften, mit denen man Einläufe und jegliche Form der analen Stimulation durchführen kann. Mehr Zeit bleibt nicht, denn immerhin reanimiert ein in Ganzkörperlatex eingeschweißter Mann, von dem wir nur Augen, Lippen und Nasenlöcher erkennen können, einen an den Füßen gefesselten und auf dem Boden liegenden Nackten. Dazu die Stimme des Leitstellendisponenten aus dem Handy. Also, ich habe ja mit allem gerechnet, aber damit nicht.

»Mach mal Licht an«, bitte ich Marc.

»Okay, wir übernehmen jetzt hier. Danke an die Leitstelle, wir sind da!«

Der Latexmann rutscht zur Seite. Er quietscht ein wenig. Marc sucht verzweifelt den Lichtschalter. Den gibt's wohl nicht, also ziehen wir den Nackten geistesgegenwärtig in den Flur. Hier gibt's 'ne Deckenlampe. Er atmet. Pfeifend, aber er atmet.

»Puls tastbar«, sagt Marc laut und deutlich, während die Jungs vom RTW das Monitoring anlegen. Der Latexmann starrt wie gelähmt auf uns. Ich sehe die Würgemahle am Hals des Nackten. Wenn mich nicht alles täuscht, passend zum Lederhalsband, das am Pseudoschafott baumelt.

Kreislauf ist da. Schwach, aber immerhin. Langsamer Herzschlag, niedriger Blutdruck und wenig Sättigung, aber dennoch vorhanden, Gott sei Dank. Der Hals ist eingeschnürt, der Patient bewusstlos.

»Intubation vorbereiten«, wende ich mich Marc zu, »der braucht ganz schnell einen Schlauch, und jetzt meine ich nicht den, der in dieser Wohnung üblicherweise zum Einsatz kommt – sonst war's das.«

Während Marc die Intubation vorbereitet und die Jungs mir ein EKG schreiben, setze ich vorsichtig den Beatmungsbeutel auf den splitternackten Mann. Sauerstoff ist dringend notwendig. Denn das ist sein Problem. Mangelnder Sauerstoff ist der Grund für seinen schlechten Kreislauf und die Bewusstlosigkeit. Der Hals sieht nicht gut aus. Normalerweise kann man, gerade bei schlanken Männern, den Kehlkopf als Eingang für die Luftröhre bereits prominent von außen sehen, dieser ist irgendwie nach links und innen eingedellt.

»Marc, gib mir 'nen kleinen Tubus. Größe sechs, ich schau erstmal!« Richtige Wahl. Während ich mit dem Laryngoskop den Blick auf den Kehlkopf einstelle, zeigt sich dort, wo eigentlich die Stimmbänder den Eingang zur Luftröhre markieren sollen, ein zerbröselter Kehlkopf; zumindest sieht er nicht mehr so aus, wie er sollte. Weil der Patient noch selbst atmet, kann ich unter dem Spiegel, den die zähe Spucke im Mundraum bildet, sehen, wo die Luftbläschen rauskommen. Und merke – Medizin ist ja logisch: Da, wo Luft rauskommt, ist Luft drin. Also richtiger Eingang.

Ich schaffe es mit Müh und Not, den eigentlich viel zu kleinen Tubus zu platzieren. Und nachdem wir das Beatmungsgerät angeschlossen haben, ist Kohlenstoffdioxid in der Ausatemluft messbar. Prima. Auch ich kann durchatmen. Tubus liegt, wenigstens das hat reibungslos funktioniert. Während der Nackte seinen Kreislauf unter der Sauerstoffgabe zu stabilisieren scheint und die Jungs einen zweiten Zugang legen und Infusionen infundieren, möchte ich mich mal investigativ betätigen.

Jetzt wäre ein kleines Gespräch mit Mister Latex angebracht. Aber wo ist er? Der Latexmann ist mittlerweile mit Wand- und Fußbodenbelag verschmolzen, und wenn man im Schummerlicht nicht seine Nasenlöcher unter der Maske erkennen würde, wäre er faktisch verschwunden. Aber ich habe ihn entdeckt. Klein und hager kauert er in einer Ecke des Zimmers. Es klingelt. Erwarten wir noch andere Gäste?

»Wird die Polizei sein«, meint Marc. Stimmt. Die werden sich für dieses Szenario garantiert interessieren. Ich habe mich jetzt vor den schwarzen zitternden Mann gehockt und hoffe, dass er nicht plötzlich in der Wand verschwindet. Mich würde gar nichts mehr wundern. Ich befinde mich zwischen Schafott und Einlaufarsenal und habe die Tür im Blick. Ich möchte die Gesichtsausdrücke der Polizisten unter gar keinen Umständen verpassen. Aber die müssen ja erst noch bis unters Dach laufen.

»Können Sie bitte mal die Maske abnehmen?«, frage ich. Die Situation ist so dermaßen skurril. Das glaubt dir doch wieder keiner! Der Latexmann nimmt die Maske ab. Nassgeschwitzt, hängen ihm die aschgrauen Haare bis in die Augen. Er senkt den Blick.

»Ist er tot?«, fragt er zaghaft.

»Nein, ist er nicht«, antworte ich zügig. »Aber ich hätte ein paar Fragen.«

»Die hätten wir auch.« Mist. Ich habe das Eintreffen der Polizei verpasst. »Was zur Hölle …?« Okay, der Blick hat auch gereicht. Die Polizisten stehen im Türrahmen. Schade, eigentlich hätten sie ihn noch mit Maske sehen müssen. Zu spät. Ich weiß jetzt nicht, wer geschockter schaut. Die beiden Beamten, die gerade realisieren, dass man in dieser Wohnung wohl nicht unter Verstopfung leidet, oder der Latexmann, der sich gerade mit Handschellen und in Plastikmontur Richtung Wache wandern sieht. Handschellen und Latex: passt!, denke ich und unterdrücke ein Grinsen. Um ihm weitere Peinlichkeiten zu ersparen, und ich glaube, dies ist der peinlichste Moment in unser aller Leben, wende ich mich ihm erneut zu.

»Sie sind der ... äh ... Freund?«, frage ich und merke selbst, wie blöd diese Frage war.

»Wir bräuchten mal Ihre Personalien und 'ne Beschreibung, was passiert ist«, konstatiert der Polizist, und ich höre Marc leise sagen: »Das würde mich auch interessieren.« Und es kommt schlimm. Schlimmer, als ich es dem Nackten wünschen würde.

»Wie heißt denn Ihr ... Ich meine, der ...?« Der Polizist, nennen wir ihn mal Max, zeigt in den Flur, wo die Rettungsdienstler sich nach wie vor um den Patienten kümmern.

Ich schaue meine Jungs an. Immer noch stabil? Daumen hoch. Gut, dann können wir ja noch ein wenig miteinander plaudern.

»Gernot«, stammelt der Latexmann. »Hoffmann.«

Max spricht, der andere, Moritz, macht Notizen. Arbeitsteilung. »Und Sie?«

»Ähm, Weber. Peter Weber.« Endlich, denke ich, er hat einen Namen.

»Gut, Herr Weber. Ich nehme mal an, Sie können sich gerade nicht ausweisen?« Max' versteinerter Gesichtsausdruck und seine absolut sachliche Tonlage in dieser einzigartigen Kulisse sind Weltklasse.

»Hab ich in der Jacke«, stammelt Herr Weber.

»Hm, gut.« Ich werfe einen Blick rüber zu Moritz, der

ist etwas jünger und eindeutig nicht so cool wie sein Kollege. Ich glaube, er weiß nicht, ob er lachen oder weinen soll. Oder flüchten.

»Müssen wir irgendjemanden über den Zustand von Herrn Hoffmann verständigen?«, fragt Max unbeirrt weiter. Jetzt kriecht der Herr Weber noch ein wenig weiter in die Wand. Er nickt. Ich habe noch nie jemanden so nicken sehen. Ich weiß gar nicht, ob man das nicken nennen kann. Ich fasse mal die Aussage zusammen: Der Nackte ist verheiratet, hat zwei Kinder und eine Ehefrau. Seit circa fünf Jahren sei er aber mit ihm, Peter, liiert. Gernot sei eigentlich homosexuell, aber die Kinder ... und die Eltern ... und die Gesellschaft. Undsoweiterundsofort. Kurz gesagt: Schwierig.

»Und die Wohnung?« Max macht eine etwas unbestimmte Geste mit der Hand.

»Hat Gernot angemietet.« Kurze Pause. Blick zum Schafott. »Wir treffen uns hier regelmäßig.« Wieder Pause. »Zum ... äh ... Spielen.«

Spielen? Ich schaue ungläubig. Hier gibt es nämlich weder *Mensch ärgere dich nicht*, noch *Tabu* oder einen Pokertisch.

»Und was wird dann hier so gespielt?« Polizisten-Max steht nun vor dem proktologischen Regal, und ich weiß nicht mehr, wo ich noch hinschauen soll. Also kümmere ich mich mal kurz um Gernot, natürlich nicht ohne meine Ohren im »Spielzimmer« zu lassen.

Peter ist mittlerweile weichgekocht in seiner Plastikhülle. »Also, wir leben unseren Fetisch aus. Ja, und Sex haben wir natürlich auch.«

»Natürlich.« Max räuspert sich kurz. Ansonsten ziehe ich gerade den Hut, dass der die Nummer ohne Lach- oder Weinkrampf durchzieht.

»Davon wird man ja nicht bewusstlos, oder?« Nochmal: Chapeau! Marc steht mit offenem Mund im Flur, und ich warte gebannt auf Peterchens Antwort.

»Behandeln eben.« Was? Habe ich das richtig verstanden? Okay, ich kann's nicht lassen und gehe nochmal ins lustige Spielezimmer zurück. »Behandeln?«, frage ich. Ist ja schließlich mein Spezialgebiet. Da wird man ja nochmal nachfragen dürfen.

»Ich behandele gerne, und der Gernot ...« Wieder Pause. Ich glaube, dem armen Mann ist höllisch warm in seiner Pelle.

»Und der Herr Hoffmann?« Der Polizist ist bretthart.

»Der lässt sich gerne behandeln? Nun lassen Sie sich mal nicht alles aus der Nase ziehen, bisschen genauer, Herr Weber.« Nun kommt sogar sein Kollege Moritz mit dem Notizblock noch ein wenig näher. Aus der Nase ziehen! Ich darf nicht an die Maske denken. Also konzentriere ich mich wieder auf Peter. Und was macht der? Zeigt auf das Spielregal. »Wir machen Einläufe. Damit.«

Lustiger Spieleabend, denke ich. Sage aber nachdenklich: »Herrn Hoffmanns Kehlkopf ist beschädigt. Das kommt ja wohl nicht vom Einlauf.«

»Also, ich mache den Einlauf, und der Gernot würgt sich dabei selbst.«

Nun richtet sich Peter in seiner Pelle auf und zeigt auf die Trichter, das Proktoskop und die Schlauchsammlung. Und ganz zum Schluss (Finale!) auf das Seil mit dem Lederhalsband. Ich befürchte, Polizisten-Moritz ist gerade schlecht geworden. Jedenfalls hält er sich krampfhaft am Notizblock fest.

»Und dann ist was passiert?« Max bleibt stabil. Ich bewundere ihn.

»Normalerweise würgt Gernot sich selbst bis kurz vor der Bewusstlosigkeit, aber heute ist das irgendwie …« Herr Weber schaut leicht panisch in den Flur, wo sein Spielkamerad immer noch beatmet wird.

Kollege Max fährt unbeirrt fort. »Irgendwie was?«

»… schiefgegangen«, flüstert Peter. »Wir haben gekokst, vielleicht deswegen.« Es wird immer besser. Ein zweifacher Familienvater trifft sich regelmäßig zu Sex- und Koksexzessen in einem ganz normalen Mietshaus, wo die Kinder vor der Tür Hüpfkästchen spielen. Mir graut's.

Eines ist doch wohl jetzt klar, Leute. Wenn ihr glaubt, solche Spiele finden in dunklen Kellergewölben statt: Von wegen. Während hier in diesem Haus Eltern mit ihren Kindern Spaghetti mit Tomatensoße essen oder die Sesamstraße gucken, bekommt nebenan der Gernot einen Einlauf.

Max reißt mich aus meinen Gedanken. Der ist nämlich mit Peter noch nicht fertig. »Und dann?«

»Dann hab ich ihn von da oben runtergeholt und nicht mehr wach bekommen. Und dann die 112 angerufen.«

Irgendwie habe ich das Gefühl, mal was Nettes sagen zu müssen: »Sie haben alles richtig gemacht. Also zumindest medizinisch, mit dem Anruf, meine ich«, und schaue ihn an. Er sieht echt bemitleidenswert aus.

»Wir müssen die Frau informieren.« Jetzt muss auch

Max mal kurz schlucken. Bei dem Gedanken wird selbst dem hartgesottensten Polizeibeamten etwas flau. Den Job möchte ich auch nicht machen.

»Wie ist denn die Lage?« Er schaut mich an. »Stabil?«

Ich nicke. »Wir fahren ihn in eine Klinik mit HNO-Abteilung. Ich schreib Ihnen auf, in welche.«

Nun wendet er sich wieder dem schwarzen Häufchen Elend zu. »Und Sie müssen Ihre Aussage auf dem Präsidium zu Protokoll geben.«

Der Latexmann wünscht sich gerade, er sei nicht der Latexmann.

»Darf ich mich noch umziehen?«

»Wir bitten darum.«

Jetzt lächelt sogar Max. Worüber ich irgendwie erleichtert bin.

Jetzt mal im Ernst: Klar ist das eine absurde Situation, diese Hütte, diese beiden Typen, das »Behandlungszimmer«. Und ja, da kann man sich auch ein Grinsen nur schwer verkneifen. Obwohl ein Mensch bewusstlos im Flur liegt und mit dem Leben kämpft. Damit müssen auch wir irgendwie umgehen. Und Lachen hilft manchmal, es ist ein Ventil. Und ich bin froh, dass auch so ein Typ wie Max nicht aus Beton ist. Er kann offenbar auch schmunzeln.

Für alle, die jetzt denken, wir würden uns über die beiden armen Männer lustig machen: Nein, das tun wir nicht! Wir sind alle nur Menschen, und manchmal mag es für Außenstehende so aussehen, als wären wir nicht professionell. Oder abgestumpft. Weit gefehlt. Das ist es nicht. Auch wir sind Menschen, die lachen, wenn etwas lustig ist, mitfühlen, wenn etwas traurig ist, oder eben auch mal komisch gucken, wenn etwas skurril ist. Aber niemals würden wir unsere Patienten verhöhnen, auslachen oder lächerlich machen. Vielleicht ist es einfach nur eine Möglichkeit, um all die Erlebnisse, mit denen wir tagtäglich konfrontiert werden, zu verarbeiten. Und manchmal hilft eben auch eine Portion Humor. So viel zu unserer Verteidigung oder besser: Erklärung.

Aber zurück zum Einsatz: Während Peter Weber im Bad verschwindet, um danach als Jeans-und-T-Shirt-Mann herauszukommen, schaut mich Max ungläubig an.

»Hast du so was schon mal gesehen? Ich nicht. Ich bin jetzt mal beim Du. Wir teilen offenbar gerade sehr intime Momente.« Ich feiere diesen Mann und versuche, nicht laut loszulachen.

»Nein, das habe ich auch noch nicht gesehen«, antworte ich wahrheitsgemäß. Die Polizei darf man schließlich nicht anlügen. Aber die Welt ist offenbar bunter als gedacht – oder in dem Fall: schwärzer. Von mir aus können Menschen sich gegenseitig den Hintern versohlen, wenn sie Spaß daran haben. Aber bei so einer Nummer hört der Spaß doch auf! Wie man sieht.

Polizisten-Max und -Moritz fühlen sich in Gegenwart des angezogenen Herrn Weber eindeutig wohler, nun kann auch sein Ausweis überprüft werden. Den Latexanzug hat er in seine Sporttasche gestopft. Für alle Fälle ... Der nächste Spieleabend kommt bestimmt. Aber erstmal ohne Gernot. Der ist immer noch nackt, hat aber mittlerweile eine Narkose bekommen und eine Decke zum Wärmen.

Die Kollegen verbringen ihn in den RTW zum Transport. Wir sind hier fertig. Der ehemalige Latexmann schaut traurig hinterher.

»Was war das denn!?«, fragt Marc erneut, als wir im Wagen sitzen.

»Ich habe keine Ahnung«, antworte ich, »aber abgesehen von der Verletzung, und dass ihn dieses ›Spielen‹ fast das Leben gekostet hat, möchte ich jetzt nicht in der Haut der Frau stecken, wenn die Polizei bei ihr klingelt ...«

»Da würde ich gern mal Mäuschen spielen«, sagt Marc.

»Komm, du Mäuschen, sei nicht so neugierig. Der ist gestraft genug. Alle sind gestraft.« Da implodiert gleich eine ganze Familie. Heute Morgen dachtest du noch, deine Welt ist in Ordnung, und dann stehen abends zwei Beamte vor deiner Tür und zerstören mit zwei, drei Sätzen dein gesamtes Weltbild. Dein ganzes Leben. Bumm! Der blanke Horror.

»Ne, Marc, ich glaube, da möchte ich nicht dabei sein.« Ich werde nachdenklich. Mir geht diese Geschichte nicht aus dem Kopf. Das Würgen, die heimlichen Sexspiele sind doch nur eine Momentaufnahme. Aber das Gefangensein im eigenen Leben ist doch viel schlimmer. Hier lebt ja einer in einem falschen Leben. Muss sich verstecken und verstellen, muss lügen und betrügen. Und wohin hat ihn das nun geführt?

Wir geben Gernot im Krankenhaus ab. Ich erkundige mich zwei Tage später. Er ist operiert worden, der Kehlkopf wieder hergerichtet, doch es wird noch dauern, bis er das Krankenhaus wieder verlassen kann. Der Kehlkopf wird heilen. Bei dem Rest bin ich mir nicht sicher.

Wie viele Menschen gibt es, die wie Gernot ihre wahren Bedürfnisse, Wünsche, Träume und Neigungen verstecken müssen – oder gar nicht ausleben können? Manche führen, wie wir gesehen haben, sogar ein Doppelleben.

Dass man einen Fetisch hat und ihn auslebt, finde ich nicht dramatisch. Aber diese Heimlichtuerei ist es. Ein Leben zu führen, was man gar nicht will, das finde ich furchtbar traurig. Weil man vielleicht jemand anderen liebt, eine andere sexuelle Orientierung hat und nicht dazu stehen kann. Und dafür gibt es unzählige Beispiele. Kinder erlernen den Beruf, den die Eltern für sie ausgesucht haben. Und sind dann ein Leben lang unzufrieden. Menschen verlieben sich neu, verharren aber unglücklich in ihrer Ehe. Eine Frau würde gerne als Mann leben oder umgekehrt. Traut sich aber nicht. Wie viele Menschen gibt es, die sich in ihrem Unglück irgendwie einrichten?

Wir müssen unsere innersten Bedürfnisse, Träume und Wünsche nicht nur kennen und wahrnehmen, wir müssen sie auch befriedigen. Jeder Mensch sucht nach dem Sinn des Lebens, nach seinem persönlichen Sinn.

Was macht mich glücklich und zufrieden? Wie will ich leben? Diese Frage sollten wir uns stellen, denn wer auf Dauer seine persönlichen Bedürfnisse verdrängt, verleugnet und verkümmern lässt, der wird krank. Die Seele leidet, weil die Freude fehlt. Das ist der Nährboden für psychische Erkrankungen. Wir dürfen nicht immer nur die Erwartungen der anderen erfüllen und schauen, was Familie, Freunde und Gesellschaft von uns verlangen. Wir müssen unseren eigenen Weg gehen. Ich wünsche mir für jeden von euch, dass ihr euer ganz persönliches Glück findet und nicht ein Leben führen müsst, das ihr gar nicht wollt.

Und möglicherweise war dieser dramatische Sexunfall ja zu etwas gut: Vielleicht kann Gernot jetzt endlich mit dem Versteckspielen aufhören – und sein Leben so führen, wie er es möchte. Das wünsche ich ihm!

IM GLEISBETT

⚠ »Person unter Zug.« Jeder, der im Rettungsdienst tätig ist, weiß, was das bedeutet. Abgesehen von ganz viel Blut nämlich auch ganz viel Arbeit. Und ein Szenario, das dem Kettensägenmassaker Teil 1 bis 7 in nichts nachsteht.

Ihr kennt solche Nachrichten aus dem Newsticker oder der Zeitung. Dann ist man verständlicherweise schockiert und entsetzt, denkt kurz an diesen armen Menschen, der seinem Leben ein Ende setzen wollte. Tragisch. Nun würde ich euch gerne mal so ein Szenario aus meiner Sicht schildern. Die Dimension dieser Vorfälle ist nämlich weitaus komplexer. Davon bekommt die Öffentlichkeit nur häufig nicht so viel mit. Auch nicht, was es für jeden Einzelnen von uns Rettenden bedeutet.

Meist ist es jedenfalls gruselig, und ich wünsche mir tatsächlich oft – man darf es fast gar nicht laut sagen –, dass derjenige es nicht überlebt hat. Nicht um unserer selbst willen, sondern weil diese Art Verletzungen oft in der Folge dann bedeuten, dass er vor sich hinvegetiert. Es ist ein Trugschluss anzunehmen, dass diese Form des Suizids im wahrsten Sinne des Wortes todsicher ist. Wer sich vor einen Zug wirft, kann das nicht überleben. Denkt man. Ist aber nicht so. Ich habe Fälle erlebt, da mussten Menschen mit schlimmsten Verstümmelungen weiterleben. Ja, sie mussten. Denn sie wollten ja vorher schon nicht mehr. Da darf nun jeder selbst entscheiden, ob diejenige Person Glück oder Pech gehabt hat.

Abgesehen von dem Szenario, das sich uns bei diesem Einsatz bot und in das ich euch gleich mitnehme, möchte ich vorwegschicken, dass natürlich jeder, der sich das Leben nimmt, dies aus purer Verzweiflung tut. Depressionen, traumatische Erlebnisse oder vielerlei andere Dinge führen zu diesem vermeintlich letzten Ausweg. Und ich möchte und kann mir gar nicht ausmalen, was einen dazu treibt oder ihm in den letzten Sekunden durch den Kopf geht. Verzweiflung? Tunnelblick? Erleichterung? Schuldgefühle?

Ich bin keine Suizid-Expertin und möchte hier auch keine Ausführungen zu den verschiedenen Methoden machen. Mein Job ist es zu retten, ich möchte vorher an der Einsatzstelle sein und das Schlimmste verhindern. Am besten kommt es gar nicht erst so weit. Und da sind wir übrigens alle gefragt. Vielleicht schauen wir einfach mal rechts oder links von uns etwas genauer hin.

Aber was ich mir schon rausnehmen darf, ist die Standpauke, die ich denjenigen, ob erfolgreich oder nicht lassen wir mal hingestellt, am liebsten halten möchte, wenn sie Unschuldige in ihren Selbstmord (-versuch) mit reinziehen. Und hier rede ich nicht von erweitertem Suizid, wie man es nennt, wenn jemand erst andere und dann sich selbst umbringt. Ich rede hier zum Beispiel von dem armen Lokführer. Muss das wirklich sein? Muss es sein, dass man nicht nur sein eigenes, sondern unweigerlich auch das Leben anderer zerstört? Es gibt jede Menge Lokführer mit Posttraumatischen Belastungsstörungen, weil sie nicht mehr bremsen konnten und in die Augen eines Menschen geblickt haben, der vor ihnen auf den Gleisen stand.

Ich weiß nicht, was das in einem auslöst. Ich kenne nur die Augenblicke, in denen Patienten nach meinen Händen greifen und um Hilfe flehen. Diese Augen sind schon eindringlich genug. Und ich weiß, worauf ich mich einlasse: Ich komme, um zu helfen. Das ist mein Job. Ein Zugführer hat das eher weniger in seinem Portfolio. Braucht er auch nicht. Er steigt morgens gut gelaunt in seinen Zug, um die Passagiere sicher von A nach B zu bringen, und kommt abends als psychisches Wrack wieder heim.

Wenn man sich die Statistik ansieht, wie viele Menschen sich vor einen Zug schmeißen, müsste ein Lokführer für seine berufliche Laufbahn ja praktisch vorab schon mal einen PTBS-Bewältigungskurs absolvieren. 2019 gab es allein in Deutschland 646 Schienensuizide (laut Eisenbahn-Bundesamt). Nach Angaben der Deutschen Bahn müsse ein Triebfahrzeugführer im Berufsleben durchschnittlich zwei bis drei Suizide verkraften. In der Mitteilung steht tatsächlich *verkraften*.

Also zusammengefasst: Es muss echt nicht sein, sich vor den Zug zu werfen. Ein Arm da, ein Stück Kopf da, der passende Oberkiefer hier. Wir sind ja Kummer gewohnt, okay, mancher Praktikant (noch) nicht, dem dreht sich schon mal der Magen um. Aber auch das wird irgendwann besser. Doch was ist mit dem Zugführer? Der muss das *verkraften*? Das muss nun wirklich echt nicht sein, Leute!

Nein, echt nicht. Holt euch bitte Hilfe. Tut euch das nicht an. Anderen nicht und uns auch nicht.

Gut, so weit mein Appell. Aber wir waren bei dem Einsatz. Ich spare mir jetzt mal den Vorspann mit dem Alarm und der Anfahrt, denn ihr wisst ja schon, was auf der Meldung steht. Und vorab möchte ich noch verraten, dass Micha und ich sowohl den ersten Kaffee als auch feste Nahrung in Form eines Frühstücks zu uns genommen hatten. Das ist auch gut so. Denn abgesehen davon, dass Micha immer so fährt, dass ich mir das nicht auf nüchternen Magen antun möchte, kann eine gewisse Stärkung in unserem Job nie schaden. Ich habe mir angewöhnt, wenn möglich immer regelmäßig zu essen und Heureka!, heute war es möglich und bei dem Anblick, der sich uns bot, war ich sogar richtig glücklich darüber.

Wir kommen mit dem NEF irgendwo an einer Bahnstrecke im Ruhrgebiet zum Halten und bahnen uns mit Geräten und Sicherheitsausrüstung über holperige Kiesel den Weg zu dem nach rechts umgekippten Regionalexpress. Der ist nicht umgekippt, sondern wollte gerade etwas in Schräglage durch die Kurve, als sich wohl Sören (so soll er hier heißen) gedacht hat, dass es an diesem sonnigen Julimorgen der richtige Zeitpunkt wäre, sich vor (nennen wir ihn mal) Manfreds Zug zu werfen.

Wir betreten die Einsatzstelle. Manchmal frage ich mich, wie es möglich ist, als kleinstes Fahrzeug mit dem sicherlich schnellsten Fahrer der Feuerwehr tatsächlich noch nach Einsatzleitwagen, Polizei, Feuerwehr und RTW einzutreffen. Auch Micha guckt erstaunt.

»Wieso sind wir immer als Letzte da?«, ruft er mir zu, scheinbar etwas angefressen. Da ist er ehrgeizig. »Und ich dachte, *ich* wäre orientierungslos«, entgegne ich. Er rollt die Augen. Die Gleise sind gesperrt, Eigen- vor Fremdschutz, die Polizei befragt einen zitternden Manfred, ich sehe die RTW-Besatzung im Kiesbett knien und nehme das erstmal zum Anlass, kurz zu Stefan, dem Einsatzleiter, zu gehen, denn ich befürchte, hier werden mehr RTWs und Notärzte benötigt.

Das liegt vielleicht auch an den schreienden Leuten, die aus den Zugfenstern gebeugt um Hilfe rufen. Merke: Wenn ein Zug 'ne Vollbremsung hinlegt, dann gibt es zwar Sören auf dem Gleisbett, aber eben auch Manfred in der Lok und im Zweifel auch Inge, Mohammed, Katinka und Feit, die gerade im Bordbistro einen Kaffee getrunken haben, dann bei der Vollbremsung vor die Wand geklatscht sind, auf Toilette umgefallen oder im Abteil einen Koffer auf den Kopf bekommen haben. (Davon steht meist nichts in den Nachrichten.) Und so leid mir das jetzt für Sören im Gleisbett tut, bin ich als Notärztin ersteintreffend und bei mehreren potenziell verletzten Menschen somit jetzt kommissarisch Leitende Notärztin und Micha damit OrgL (Organisatorischer Leiter Rettungsdienst). Kurz zur Begrifflichkeit: OrgL hat also nichts mit dem Instrument zu tun und LNA, also Leitende Notärztin hier nichts mit der Tätigkeit, in der ich tatsächlich normalerweise im Dienst bin. In so einem Fall wie hier hat die oder der LNA andere Aufgaben und die muss ich jetzt so lange übernehmen, bis die oder der eigentliche LNA und die oder der eigentliche OrgL eintreffen.

Der LNA sichtet und organisiert gemeinsam mit dem OrgL, in welches Krankenhaus welche Patienten eingeliefert werden. Das kann, je nach Verletzungsgrad der Patienten, schon mal *tricky* sein, denn das Schädelhirntrauma sollte dort hin, wo eine Neurochirurgie ansässig ist. Der gebrochene Arm sollte möglichst irgendwo anders hin, um dort keine Kapazitäten zu blockieren.

Also wollen wir die Herrschaften LNA und OrgL, die sich in Bereitschaft (meist zu Hause) befinden, jetzt mal von ihren Frühstückstischen holen. Und bis die da sind, sind Micha und ich dran. Micha ist gerade nicht so begeistert. Diese Arbeit macht man nicht so oft. Er ist etwas unsicher. Kein Problem, organisieren kann ich, da laufe ich zur Höchstform auf. Dazu muss man aber wissen, dass jetzt der schwierigste Moment für mich kommt, denn in dieser Situation, wo man als LNA fungiert, ist somit jedwede medizinische Individualversorgung erstmal gestorben. Was mitunter auch bedeutet, dass man jemanden liegenlassen muss und über ihn hinwegsteigt. Und das ist mein persönliches K. o.

Wenn dich Augen ansehen, die um Hilfe flehen, und du nicht mehr tun kannst, als nach kurzem Check die Karte zu zücken und deinen OrgL zu bitten »Rot«, also »lebensbedrohlich« zu notieren, um dann ohne weitere notärztliche Hilfe zum nächsten Verletzten zu ziehen – das ist wirklich hart. Das wünsche ich keinem. Aber das ist in diesem Moment meine Aufgabe, zum Wohle aller von der Individualversorgung abzurücken. Auch bei Sören. So viel sei verraten: Sören war »rot«. Mit Karten sind hier sogenannte MANV-Karten gemeint (Massenanfall von Verletzten). Also Karten, die man den Verletzten umhängen kann und sie so nach Dringlichkeit der medizinischen Behandlung einteilt.

Das Wort Triage kennen sicherlich mittlerweile alle. Ja, Triage. Genau das tun wir. Wir nehmen eine Einteilung vor. Jetzt eben aktuell im Gleisbett. So hart es sich anhört, ist es auch: Wir versorgen nicht, sondern sichten zunächst nach Dringlichkeit. Erst wenn der zuständige Leitende Notarzt mit seinem OrgL eintrifft, können wir mit medizinischen Maßnahmen beginnen. So lange tun die Kollegen vom RTW alles, was in ihrer Macht steht.

Ich wende mich Stefan zu, dem Einsatzleiter: »Stefan, ich begebe mich dann mal auf Erkundungstour.« Und wage auch schon eine Prognose: »Da wir offenbar mehrere Verletzte haben, müssten wir das Einsatzstichwort auf MANV 10 oder MANV 25 erhöhen.«

Stefan schaut sich um und nickt. »Ich kümmere mich darum.« Ich gehe los. So oder so brauche ich hier mehr Rettungsdienst und zusätzliche Notärzte. Somit sind auch der »echte« LNA mit seinem OrgL im Spiel. Mein frisch zum OrgL ernannter Kollege Micha steht ein wenig verunsichert neben mir. Ich muss jetzt auch ihn mental stabilisieren.

»Wird schon, Micha! Hol mal die Karten raus.« Er schnappt sich Block, Stift und Funkgeräte, und schon stapfen wir los. Stefan hat geistesgegenwärtig auf MANV 25 erhöht. Das heißt, gleich rollt alles an, was Krach machen kann und Blaulicht hat. Inklusive Hubschrauber. Während Stefan gerade auf der Umgebungskarte eruiert, wo er den Bereitstellungsraum des Rettungsdienstes plant, entscheide ich mich für eine Patientenablage zwischen zwei stillgelegten Gleisen.

Eine Patientenablage heißt tatsächlich so, weil man dort Patienten ablegt, die auf weitere medizinische Versorgung warten. Meist sind das gelb triagierte Patienten. Rote sollten eigentlich direkt abtransportiert werden, und grüne, also nicht dringliche Patienten, die laufen können, sammeln wir dann an anderer Stelle. Stefan weist an. Patientenablage hier, Sammelstelle da. »Wie Frau Doktor wünscht.« Ich wünsche mir gerade was ganz anderes. Micha hat verstanden und nickt. Dann wollen wir mal. Als Erstes kreuzt Manfred, der Lokführer, unseren Weg. Er ist aufgeregt, zittert und bis auf einen Kratzer in der Handfläche unversehrt. Grün. Micha hängt ihm die Karte um. Er tut mir leid und ist sichtlich geschockt, aber aus meiner Sicht ist er eben nicht krank. Also nicht so, um jetzt einen Hubschrauber anzufordern.

»Gehen Sie bitte gleich da rüber«, weist Micha ihn an und zeigt auf die Sammelstelle in der Nähe des ELWs. »Bitte nicht einfach weglaufen!« Er notiert Farbe und Namen und weiter geht's. Dann kommt Sören. Zumindest das, was noch von Sören unter dem Zug liegt. Denn auf dem Weg zu Sören, wo die Jungs vom RTW gerade schon verzweifelt medizinische Hilfe leisten, liegt ein Arm. Also einer von Sören.

»Das ist heute nichts für mich.« Micha guckt auf den Boden. »Gut, dass ich nur Karten verteile.« Sören, beziehungsweise der Rest von ihm, das erkenne (und höre) ich schon beim Näherkommen, ist »rot«. Also so richtig tief dunkelrot. Und damit meine ich jetzt nicht, weil überall

Blut ist, sondern weil man hier mit Fug und Recht von lebensbedrohlich sprechen kann.

Ein Arm ist unterhalb des Oberarmkopfes amputiert, auf der anderen Seite fehlt der Unterschenkel. Sonst liegt er auf den ersten Blick in einem Stück unter dem Zug. Ich möchte hier das Wort unversehrt nicht benutzen, denn das ist er nicht. Der Kopf ist noch dran. Und das Schlimmste: Er ist wach und schreit vor Schmerzen. Es hat etwas von Schächten. Er blutet faktisch gerade aus. Ich liege im Gleisbett neben ihm, während Micha einem Kollegen die rote Karte rüberreicht.

»Der nächste eintreffende Notarzt hierhin!«, brülle ich, und obwohl ich das Gefühl habe, dass meine Stimme unter Helm, Zug und dem schreienden Sören untergeht, höre ich Micha genau das an den Einsatzleiter funken.

»Nächster Notarzt hier hin.« »Ist unterwegs.« Und Sören schreit. Wie am Spieß. Und schaut mich an. Direkt in meine Augen. Es sind diese Momente, die dich nachts hochschrecken lassen, weil du sie nicht mehr vergisst. Durchdringende »Hilf-mir-Blicke«, gepaart mit Schreien, die dich bis ins Mark treffen.

Verdammte Scheiße, ich muss weiter. Ich will nicht. Ich will Sören helfen, ich muss retten, ich muss die Blutung stoppen. Aber ich darf nicht. Ich muss den Triage-Job machen. Mir bleibt nur die Organisation: »Micha, sag Stefan, die Feuerwehrjungs müssen den bergen und dann nichts wie ab ins Krankenhaus. Uniklinik. Schockraum.«

Micha notiert, funkt und nickt. Dann wende ich mich zur RTW-Besatzung. »Gebt in Gottes Namen was gegen die Schmerzen, Ketanest und Dormicum über die Nase, bindet die Blutungen ab, und schaut, dass ihr da einen Zugang reinbekommt.«

»Komm, Carola, weiter.« Zähne knirschend wende ich mich von Sören ab und versuche die Schreie auszublenden. Ich höre ihn immer noch. Micha und ich betreten den Zug. Es ist Vormittag, nach dem Pendlerverkehr, was gut ist, denn dann ist der Zug nicht so voll. Von insgesamt zehn Leuten im ersten Wagen hat einer sich den Fuß verknackst. Gut, alle grün. Weiter. Wimmernd auf dem Boden in Waggon 2 liegt eine ältere Dame. Bein nach außen verdreht. Sieht aus wie eine Schenkelhalsfraktur. Micha notiert: Gelb. Ich halte fest: »RTW benötigt, weitere fünf Personen unverletzt.« Er funkt Stefan an. Die Dame lässt sich von herbeigeeilten Passagieren nämlich nicht bewegen. Die Schmerzen sind zu groß. Ein Waggon weiter kommt uns ein blutüberströmter Mann entgegen. Mit schiefer Nase. Also eher nach innen eingedellt. Sieht gruselig aus, er schreit vor Schmerzen, kann aber gehen. Nicht vital gefährdet. »Gelb«.

»Können Sie zur Patientenablage laufen?« Micha weist ihm den Weg. Stefan funkt »Notarzt eingetroffen«.

»Schick ihn zu Sören, bis jetzt habe ich nichts Dramatisches finden können.«

»Sören?« fragt Stefan ungläubig über Funk.

»Äh, ja, der Mann unter dem Zug.« »Ah, ja. Erledigt.« Ich atme durch. Wenigstens ist der Notarzt jetzt da. Wir kämpfen uns weiter durch den Zug. Es folgen noch eine Unterarmfraktur, eine Gehirnerschütterung und mehrere unspektakuläre kleinere Sachen. Ich weiß es nicht mehr genau.

Micha und ich verlassen den Zug. Draußen hat sich die Lage sortiert. Von den insgesamt 53 Patienten müssen schlussendlich elf in ein Krankenhaus. Der LNA ist da. Ich treffe meinen Kollegen vorne beim Einsatzleiter und berichte von der Situation. Alles weniger dramatisch als anfänglich gedacht. Aber besser so als anders. Außer Sören. Das ist schon ziemlich dramatisch. Wo ist er? Stefan zeigt auf den RTW. Ich wende mich zum LNA-Kollegen. Wo brauchst du mich? Jetzt hat er das Kommando. Und ich darf wieder helfen. »Kontrollier bitte einmal die Patientenablage.«

Während ich schaue, ob es allen gutgeht, ein bisschen Schmerzmittel hier und da anordne, werden die Patienten teilweise schon in Rettungswagen verladen. Ich höre das Martinshorn des Wagens, in dem sich Sören befindet, immer leiser werden. Ich sehe ihn. Ich höre ihn. Seinen Blick, seine Schreie. Sie sind immer noch da. Verhallen nicht so wie das Martinshorn. Sie werden in meinem Kopf immer lauter. Ich weiß nicht, ob ich gerade froh bin, dass ich ihn nicht weiter versorgen konnte oder nicht. Zum einen bin ich froh, dass ich mir dieses Kettensägenmassaker nicht länger anschauen musste, zum anderen ist es wohl der innere Konflikt, helfen zu wollen, aber nicht zu dürfen, und dass es ein anderer gemacht hat.

Die Schreie verhallen irgendwann. Sören hat es nicht geschafft. Er ist unter Reanimation ausgeblutet im Schockraum gelandet. Es war zu spät. Zurück bleiben ein traumatisierter Manfred und eine Notärztin mit Albträumen. Ich werde immer noch manchmal nachts wach und höre Sörens Schreie. Ich habe die Szene hundertmal durchgeträumt, und es ging immer anders aus. Aber was bleibt, ist die Erinnerung. Und man kann nur hoffen, dass sie irgendwann einmal verblasst. So wie das Martinshorn.

Viele von uns haben darunter zu leiden. Wir sehen furchtbare Dinge im Krankenhaus, in der Notaufnahme, im Rettungsdienst. Und jeder hat seine eigene Schmerzgrenze. Viele von uns wachen nachts auf, vielleicht sogar schweißgebadet, ohne wieder einschlafen zu können. Wir haben Albträume und Erinnerungen. Bei mir ist es vielleicht Sören, dessen Schreie ich höre, jemand anderes hört oder sieht andere Stimmen, Schreie oder Ereignisse. Und wir hoffen, dass sie verblassen, diese Sörens, Frau Meiers, Ann-Kathrins oder Tims, damit wir vergessen und weitermachen können.

Bei vielen klappt es. Bei mir hat es auch funktioniert. Es gibt andere, da brennen sich die Schreie so tief ein, dass sie sie nie wieder vergessen können.

Das Zusehen ist für mich unerträglich. Nichts machen zu können oder zu dürfen. Das ist gegen meine Natur. Aber manchmal sind wir gezwungen, Dinge zu tun, die wir nicht tun wollen. Ich erwarte kein Mitleid. Nein. Aber ein bisschen Respekt und Mitgefühl. Für alle von uns. Und wenn ihr mal einen von uns im Einsatz trefft, denkt immer dran: Vielleicht lachen wir nicht oder sind gerade nicht ein Feuerwerk guter Laune. Das muss nicht immer an euch oder dem Einsatz liegen.

Vielleicht aber daran, dass wir gerade über unseren persönlichen Sören steigen mussten, kurz bevor ihr die 112 gewählt habt.

PERSÖNLICHES K. O. ODER: WIE ICH SELBST ZUR VERDÄCHTIGEN WURDE

Der heißeste Tag des Jahres. Das Thermometer zeigt morgens um zehn Uhr schon 38 Grad. Ich weiß nicht, ob ihr nachvollziehen könnt, wie es ist, sich bei wüstenartigen Temperaturen mit Schutzkleidung rumschlagen zu müssen. Ich sage euch, heiß ist gar kein Ausdruck. Und nicht, weil man in den Klamotten so heiß aussieht, sondern weil es ein wirklich unangenehmes Gefühl ist, wenn einem schon im Stehen der Schweiß die Beine herunterläuft. Langsam, bis in die Sicherheitsschuhe. Und auch da hat man irgendwann das Gefühl, durch Wasser zu waten, weil man so schnell gar nicht dazu kommt, die Socken zu wechseln, wie es nötig wäre. Also abgesehen von T-Shirt-Wechsel im Sekundentakt und Eisessen, bleibt einem nur eins: möglichst wenig Bewegung. Und bitte keine Einsätze auf Autobahnen, wo man auch auf glühendem Asphalt bei 35 Grad im Schatten die Notarztjacke nicht ausziehen darf und zusätzlich noch einen Helm aufsetzen muss. Das alles trägt nicht gerade zur Launenaufrechterhaltung bei. Sei's drum, Augen auf bei der Berufswahl, besser Socken wechseln als frieren. Und an diesem Tag sollten wir noch richtig ins Schwitzen kommen, aber das wussten Benni und ich nicht, als wir uns morgens bei fast 40 Grad für Eiskaffee entscheiden.

Es gibt auch schöne Stunden als NEF-Dreamteam. Zum Beispiel, wenn wir am Morgen die Ersten in der Eisdiele sind und dann mit dem NEF zum Steg fahren können und eiskaffeetrinkenderweise von Passanten angestarrt werden, die sich ihre Kommentare nicht verkneifen können. Warum wir eigentlich nur rumhängen? Und das sei »ja mal eine Arbeit nach Geschmack«. Eis essen, Füße im Wasser und dafür auch noch Geld bekommen! Tolle Sprüche, die man sich da von leicht bekleideten Spaziergängern so anhören darf, deren medizinisches Fachwissen nicht über ein Pflaster kleben hinausgeht. Und die dann aber heilfroh sind, wenn wir auftauchen, weil sie einen Sonnenstich haben. Aber sei's drum. Wir sind ja Kummer gewohnt.

»Unter diesen blöden Kommentaren schmeckt der Eiskaffee doppelt so gut«, lacht Benni. Ich schaue gerade etwas amüsiert auf einen Typen, der sein Handy gezückt hat und auf uns richtet. Es ist doch unglaublich, dass es Leute gibt, die sogar Fotos von parkenden Rettungsdienstwagen vor Eisdielen machen und sie an die Heeresführung der Feuerwehr schicken, mit dem Hinweis, »ob das Arbeit wäre«.

»Reg dich nicht auf«, grinst Benni, »sonst wird der Eiskaffee noch sauer.«

»Stimmt«, murmel ich und ziehe genüsslich an meinem Strohhalm. »Bester Job der Welt«, füge ich grinsend hinzu und lasse mich rückwärts auf den Steg fallen. Schwimmen wäre ne Idee. Ich denke quasi laut mit meinem Wunschgehirn.

Aber Benni bleibt vernünftig:»Das stimmt, aber du weißt ja, was das wieder für ein Gerede gibt … Und außerdem ist ja klar, dass genau dann der Alarm kommt, wenn wir im Wasser plantschen. Der Bürger muss einfach mal verstehen, dass egal, wo wir uns gerade aufhalten, ob hier, auf der Wache, in der Dönerbude oder am Krankenhaus, wir binnen 90 Sekunden losfahren müssen. Das geht eben von überall. Aber hier sieht man uns. Das ist der Unterschied.«

Apropos überall. Da geht's nämlich schon los. Gerade ausgesprochen: Alarm.»Sag ich doch«, grinst Benni. Schnell austrinken und Abmarsch. Nachforderung RTW und Psych steht auf dem Pieper.

Beim Einsatzstichwort Psych ist klar: Hier ist jemand psychiatrisch auffällig. Randaliert oder hat Wahnvorstellungen. Hält sich für Jesus oder sieht pinke Elefanten. Gefährdet sich und / oder andere. Oha. Das heißt, ich soll wohl jemanden einweisen.

»Und dafür stürze ich jetzt meinen Eiskaffee auf Ex runter?«, lache ich.»Ob das wirklich gerechtfertigt ist?«

»Das kommt drauf an …« Benni fährt grinsend los. Stimmt. Man weiß eben nie, was uns erwartet.

Die Anfahrt dauert etwas länger, Ziel: Stadtgrenze. Während der Anfahrt funkt uns die Leitstelle an, die Polizei sei mittlerweile auch vor Ort, da sich der Patient wohl sehr renitent zeige.

»Och, bitte! Es sind 38 Grad, und jetzt noch fünf Leute im RTW, weil einer Rambazamba macht. Ich brauche Eispacks in den Schuhen.«

»Die hast du nicht ganz drin, da kochen sie schon«, schmunzelt Benni,»lass lieber im Bikini arbeiten.«

»Du im Bikini, das stell ich mir aber lustig vor«, zwinker ich.

»Dann kann ich mich ja gar nicht konzentrieren.«

»Ich meinte dich.«

»Ach was, echt? Lass das nicht den Frauenbeauftragten hören.«

Nach zehn Minuten sind wir am Einsatzort. Nette Gegend. Einfamilienhäuser. Was aber nichts bedeuten muss. Auch hier kann alles passieren (siehe oben). Und Bewohner eines anständigen Klinkerbungalows mit Carport können auch in die Psychiatrie eingewiesen werden. Und das passiert durchaus öfter, als ihr vielleicht glaubt. Diesmal werden wir aber nicht in irgendein Wohn- oder Schlafzimmer eingeladen. Der RTW steht am Straßenrand, und es ist nicht erkennbar, in welchem Haus unser Einsatz stattfindet. Auch ein Polizeiwagen parkt etwas schräg in der Gegend. Sieht alles ein bisschen nach Hopplahopp aus.

Als wir aussteigen, wird auch klar, wo die Musik spielt. Zwei Polizeibeamte befinden sich zusammen mit dem Notfallsanitäter bereits im RTW. Anscheinend tatsächlich Rambazamba. In Bauchlage gefesselt liegt ein randalierender junger Mann auf der Trage, aber er wird laut Aussage der Kollegen zumindest immer ruhiger.

»Eben hat der noch die Bude abgerissen!« Überall an den Wänden des RTW sind Blutspuren. Und ich frage mich natürlich, wo die herkommen. Vor allem aber ist mir wieder schlagartig klar, warum man so einen RTW auch innen mit dem Hochdruckreiniger abspritzen kann. Mathias, der Notfallsanitäter und Transportführer des RTWs, scheint einerseits ein wenig erleichtert, aber andererseits auch sehr besorgt zu sein.

»Gut, dass ihr da seid, da stimmt was nicht. Deshalb habe ich euch nachgefordert.«

»Was ist passiert?« Ich beobachte den zuckenden jungen Mann auf der Trage. »Sauerstoffsättigung bei 100 Prozent.« Okay, wir haben noch Zeit für eine Anamnese: »Erzähl, Mathias!«

»Laut Aussage der Leitstelle hat er selbst angerufen. Hat irgendwas gefaselt von ›Ich werde verfolgt‹ und ›Hilfe‹. Daraufhin wurden die Polizei und wir gleichzeitig zum Erkunden hingeschickt. Der junge Mann kam uns völlig verwirrt entgegengelaufen. Keine Personalien, kein Schlüssel. Redete verwirrtes Zeug, ließ sich dann aber beruhigen und folgte uns in den RTW. Er kam mir so extrem heiß vor, ich meine, es ist auch heiß draußen, also habe ich die Temperatur gemessen. Aber ich glaube, unser Thermometer ist kaputt. Es zeigte nur: nicht messbar. Dann habe ich ihm einen Zugang gelegt und wollte Infusionen geben, und auf einmal ist er komplett ausgerastet. Riss sich den Zugang raus, schlug mit Kopf und Fäusten gegen den RTW, du siehst ja, wie das hier aussieht. Ich hätte euch sowieso nachgefordert, aber ich war jetzt echt froh, dass die Polizei bereits da war. Das war echt gefährlich. Die Kollegen haben ihn sofort fixiert.«

Ich stocke. »Benni, hol' mal unser Thermometer. Der ist glühend heiß. Ich glaube nicht, dass euer Thermometer kaputt ist, eher, dass er außerhalb des messbaren Bereichs liegt. Das kann die Temperatur schlichtweg nicht mehr anzeigen. Bis wohin sind die geeicht?«

»43 Grad«, ruft Benni. Ach du Scheiße ... Während-dessen ist der junge Mann ruhiger geworden, zu ruhig für meinen Geschmack.

Ich wende mich ihm zu: »Kannst du mich hören?« Er faselt irgendwas von »Sie holen mich«. Wie alt ist der wohl? 20? Oder sogar noch jünger? Ich kann aber sein Gesicht nicht so gut sehen, weil er immer noch auf dem Bauch liegt.

»Dreht ihn um«, bitte ich meine Kollegen, »der tut nichts mehr. Im Gegenteil. Ich glaube, wir bekommen hier gleich ganz andere Probleme.«

»Hat sie Probleme gesagt?«, fragt Benni Mathias. Wir schauen uns alle drei an. »Ja, hat sie.«

»Oh je. Das gibt Arbeit.«

»Genau! Umdrehen, Sauerstoff, Monitoring. Ich brauche zwei großlumige Zugänge«, weise ich an und schaue auf die bedrohliche Atemfrequenz. Mittlerweile hat Benni die Temperatur gemessen. Auch hier: Nicht messbar. Und das liegt nicht am Thermometer.

»So Leute, Riesenscheiße! Riesengroße Scheiße! Seht ihr die T-Wellen im EKG?« (Erhöhte T-Wellen bedeuten nichts Gutes. Sie können durch hohes Kalium ausgelöst werden. Und Kalium wird frei, wenn Zellen zerfallen. Und wann gehen Zellen kaputt? Richtig, bei Hyperthermie.)

43 Grad Körpertemperatur hält keiner aus. Und nur mal zum Vergleich: Wir reden hier nicht vom handels-üblichen Fieber. Das ist nämlich eigentlich eine gesunde Reaktion des Körpers, zum Beispiel auf einen Infekt. Der Körper fährt die eigenen Reserven hoch und bekämpft so Bakterien oder Viren. Damit haben wir es hier eindeutig

nicht zu tun. Der junge Mann kocht innerlich. Verdammte Scheiße.

»Wasser, ich brauche Wasser. Wir müssen den kühlen. Kalte Infusion.« Jetzt alles gleichzeitig. Während Benni die Intubation und Narkoseeinleitung vorbereitet und der Junge immer mehr wegdämmert, klebt Mathias die Defibrillationselektroden an. Der Herzrhythmus mit den hohen T-Wellen springt von langsam zu schnell, dann wieder zu langsam und schon kurz darauf wieder zu schnell. Nicht gut. Junger Mann mit Herzrhythmusstörungen, gar nicht gut.

»Fahrt zur Tankstelle und holt alles Eis, das ihr kriegen könnt!«, weise ich die Polizisten an, und während ich es sage, fährt der erste schon los. Und genau dann passiert das, was ich habe kommen sehen, der Albtraum. Jemand, der eben noch verwirrt um sich geschlagen hat, wird bewusstlos und bekommt Kammerflimmern. Wir schocken. Dreimal 200 Joule. Der Kreislauf kommt wieder.

»Tubus!«, brülle ich. Der einzige Vorteil bei Bewusstlosen ist, dass man keine Narkose braucht, um sie zu intubieren. Der Tubus sitzt, die Beatmung läuft. Aber was zum Teufel hat er? Während mich die Rhythmusstörungen beunruhigen, fallen mir nur drei Gründe ein: 1. Sonnenstich – aber morgens um zehn? Ungewöhnlich. 2. Maligne Hyperthermie (ein zum Beispiel durch Medikamente ausgelöster und kaum beherrschbarer Körpertemperaturanstieg mit Zellsterben), aber das Kohlenstoffdioxid in der Ausatemluft ist normal. Ein klassischer Parameter, der sofort ansteigen würde. Und was soll der jetzt gerade für Medikamente genommen haben? Eine Narkose hatte er wohl kaum. Oder eben 3., der Klassiker: Ganz einfach Drogen. Meist Amphetamine. Speed. Ecstasy. Crystal Meth. Das Teufelszeug kann diese ganzen Dinge auch auslösen. Das würde auch den Verfolgungswahn erklären. Aber wer knallt sich am frühen Morgen solche harten Drogen rein? Verdammte Scheiße.

»Junge, bleib bei mir!« Ich stehe zwischen einem ungläubigen Polizisten, der heldenhaft durchgehend gekühlte Infusionen infundiert (das hätte der sich auch nicht träumen lassen), einem herumwuselnden Benni, der mir Medikamente in einer Spritze aufzieht, und Mathias, der immer wieder versucht, bei dem nassgeschwitzten jungen Mann das Monitoring festzukleben. Dann geht die Tür auf und der andere Polizist kommt mit einem ganzen Arm voll Crushed Ice zurück.

»Im Streifenwagen ist noch mehr.« Naja, ein schöner Cocktail wäre mir lieber, denke ich, aber auch mir tut eine Abkühlung jetzt gut. Wir schütten das Eis auf den Jungen. Kiloweise. Der ganze RTW steht unter Wasser. Von Nichts kommt nichts.

So in etwa ist es auch, wenn der innere Kochprozess eingesetzt hat. Unser Körper ist nicht konzipiert für derart hohe Temperaturen. Unsere Eiweiße, die alle Funktionen aufrechterhalten, garen regelrecht. Und das gilt für alle Körperzellen, auch für Herzmuskelzellen. Es kommt zu Zelltod und Elektrolytentgleisungen, und das bedeutet irgendwann das Ende. Und dann kommt das, was kommen musste.

»Reanimieren!«, brülle ich und Benni springt auf den jungen Mann. Und dann startet der Algorithmus, den wir alle kennen, auf den ich aber in so einem Fall gern verzichtet hätte: Kammerflimmern. Schocken, drücken, Adrenalin.

»Wo ist Jochen?«, frage ich. Den Fahrer des RTW hatte ich im Gewusel ganz vergessen.

»Hier!« Jochen steht draußen vor der Tür und reagiert in Sekundenschnelle.

»Gott sei Dank, ich brauche das Telefon und dann fahr los! Wir bringen ihn unter Reanimation ins Krankenhaus!«

Benni drückt, abwechselnd mit Mathias und dem Polizisten, der einfach mitgefahren ist. Das nenne ich mal Einsatz. Ich gebe durch: »Wir kommen unter Reanimation, beobachteter Kreislaufstillstand, junger Mann, Ankunft in 13 Minuten«, rufe ich ins Telefon. Wie im Film.

Schweißgebadet, draußen sind es mittlerweile 41 Grad, platschnass in Crushed Ice stehend oder zumindest in dem Rest, der noch nicht geschmolzen ist, schaue ich auf einen jungen Mann, der hier bei voller Fahrt im RTW stirbt. Bei dem ein innerer Kochprozess eingesetzt hat. Dessen Chancen schlecht stehen. Der eben noch rumgelaufen ist. Der offenbar, seinen Klamotten nach zu urteilen, aus vernünftigen Verhältnissen stammt, der verwirrt war.

Wenn es denn Drogen waren, wovon ich aber gerade ausgehe, wusste er vielleicht nicht, auf was er sich einließ, als er irgendein Zeug schluckte. Der wird wohl nie wieder aufwachen. Jetzt blutet er mittlerweile schwallartig aus dem Tubus, also dem Beatmungsschlauch. Super, die Blutgerinnung hat's auch schon dahingerafft. Blut aus dem Tubus ist die harte Wahrheit. Feierabend. Wir erreichen unter maximaler Anstrengung das Krankenhaus und machen die Übergabe im Schockraum. Alle stehen bereit, inklusive ECMO-Team. Jetzt sind die Kollegen dran. Der Patient wird umgelagert, alle wuseln rum. Ich kenne die ganzen Abläufe, die da vor meinen Augen passieren. Der Schockraum ist ja mein Spielfeld. Nun stehen wir aber abseits und schauen den Kollegen zu. Vollkommen erschöpft. In diesem Moment bin ich froh, dass meine Arbeit erledigt ist. Ja, ich bin regelrecht dankbar, dass ich fertig bin. Fertig – im wahrsten Sinne des Wortes.

Wir alle sind fertig. Körperlich und emotional. Also erstmal raus.

»Ich muss den Einsatz noch dokumentieren«, sage ich und spüre gerade erst, dass es kein Kleidungsstück gibt, das nicht irgendwo an mir klebt. Ich habe Durst. Ich möchte duschen. Ich möchte weg. Ich möchte nach Hause, ich möchte Feierabend. Ich möchte das alles nicht. Nein, das möchte ich nicht. Was für eine emotionale Achterbahn. Gerade noch in der Sonne sitzend, lachend und scherzend Eiskaffee trinken. Und dann das. Voll null auf hundert. Das muss so ein Notärztinnenkörper auch erstmal wegstecken. Ich lehne an der Wand und atme tief durch. Minuten vergehen.

»Carola, du musst die Doku fertig machen«, sagt Benni ganz leise, »sonst kann ich uns nicht frei melden.«

»Ja, ich weiß. Und die muss *en detail* sein.« Ich hab schon den Staatsanwalt im Ohr. Als hätte ich es kommen sehen …

Während ich also dokumentiere, höre ich die Schwester aus dem Schockraum kommen und den Zeitpunkt des Todes eintragen.

»Er hat es also nicht geschafft?«, frage ich. Sie schüttelt den Kopf. »Das hast du nicht wirklich geglaubt, oder?«

»Ich glaube immer noch an Wunder«, rutscht es mir raus, »zumindest versuche ich es.« Sie lächelt und reicht mir ein Glas Wasser. Der beste Moment des Tages. Noch besser als der Eiskaffee. Und da denke ich plötzlich an meinen Eiskaffee von vorhin und die Worte des Passanten: »Geld bekommen fürs Rumsitzen.« Was ein Blödmann. Keine Ahnung, aber davon 'ne ganze Menge.

»Wie heißt der Junge eigentlich und wie alt war er?«, fragt mein Kollege mich, als er aus dem Schockraum kommt. »Unbekannt, unbekannt. Geburtsdatum auch unbekannt. Mehr weiß ich auch nicht.« Dreimal unbekannt, so wird es offiziell vermerkt.

Der heldenhafte Polizist meldet sich zu Wort. »Wir kümmern uns darum.« Ach ja, der ist ja auch noch da. »Danke nochmal!« Er lächelt mich an. Ein ganz junger Typ.

»Das war heute erst mein fünfter Einsatz.«

»Du warst super. Wirklich.« Muss ja auch mal gesagt werden. Ich habe schon so viele gute Erfahrungen mit den Kollegen von der Polizei gemacht. Und wie oft werden sie beschimpft, angepöbelt und attackiert? Da sind wir Leidensgenossen. Dieser junge Mann hat nicht nur einfach einen guten Job gemacht, er hat viel mehr getan. Er hat mir geholfen, er hat unser Team unterstützt. Auch er hat versucht, das Leben des jungen Mannes zu retten. »Und ihr habt keine Ahnung, wo er herkam?«, frage ich ihn nochmal.

»Wir werden schon rausfinden, wer das ist. Es meldet ihn sicherlich irgendwann jemand als vermisst.« Jemandem sagen zu müssen, was geschehen ist, ist für Polizisten sicherlich genau so »toll« wie für uns Ärzte. Es sind einfach beschissene Momente.

Der Einsatz ist vorbei. Kopf hoch, zurück zur Wache, duschen, Klamotten wechseln, weitermachen. Weitermachen. Einfach so. Ja, einfach so.

Einen Tag später klingelt mein Telefon. Die Kripo ist dran. Das ging aber schnell. Ein freundlicher Kommissar klärt mich auf. Er war 17, der junge Mann. Und die Todesursache sei bis dato unklar. Und man ermittle in alle Richtungen.

»In alle Richtungen?«, frage ich ungläubig.

»In alle Richtungen. Immerhin haben Sie ihn das letzte Mal lebend gesehen. Wir würden uns gern mit Ihnen auf dem Präsidium unterhalten.«

»Als Zeugin?«, frage ich.

»Nein«, antwortet er, »als Beschuldigte. Zumindest muss ich Ihnen das so sagen, damit Sie sich nicht selbst belasten und einen Anwalt nehmen können.«

Beschuldigt? Die werfen mir einen Behandlungsfehler vor?! Todesursache: Meine Schuld?!

»Der junge Mann ist ja noch lebend auf zwei Beinen in Ihren RTW spaziert, und während der Behandlung musste er wiederbelebt werden. Ihnen ist schon klar, dass wir da ermitteln müssen?«

Ich glaub, ich spinne. Und dann platzt mir der Kragen: »Haben Sie eine Ahnung, wie es mir geht? Was ist mit meinem Kollegen?«

»Der ist auch vorgeladen.« Pause. Soso, denke ich. Auch vorgeladen. Also das Team, das gekommen ist, um zu helfen, ist vorgeladen. Das schafft Vertrauen. Das macht

Spaß.»Und die Kollegen von der Polizei müssen sich auch äußern. Es gab Fesselungsspuren von Handschellen an den Handgelenken.« Ja, die gab es, du Schlaumeier, denke ich. Natürlich war er gefesselt, sonst hätte er sich noch mehr verletzt. Jetzt soll mein heldenhafter Polizist also auch befragt werden. Sorry, jetzt wird mir echt übel.

»Haben Sie eine Idee?«, fragt der Kommissar mich.

»Zur Todesursache?«

»Nein, hab ich nicht. Ich würde gerne die Obduktion abwarten.« Jetzt wird's heikel. Ich werde als Verdächtige vorgeladen. Ich sag jetzt gar nichts mehr. Ich brauche einen Anwalt! Also jetzt suche ich mir erstmal einen. Bis dahin hatte ich noch nie einen benötigt. Ich bin stocksauer. Gut, der Kommissar kann nichts dafür. Er muss ermitteln. Trotzdem – ich bin echt geladen. Gestern unter Schweiß und Tränen einen jungen Mann verloren und dann erfahren, dass er erst 17 Jahre alt war. Gerade den Schock verdaut und dann plötzlich tatverdächtig?

Also rufe ich erstmal einen Anwalt an. Natürlich bin ich als Ärztin versichert, und wahrscheinlich kommt jeder meiner Kolleginnen und Kollegen im Laufe des beruflichen Lebens mal in so eine Situation. Für mich ist es aber schwer irritierend, es ist nämlich mein erster Kontakt mit kriminalpolizeilichen Ermittlungen. Mein Anwalt bleibt cool.

»Ruhig bleiben. Sie machen erstmal keine Aussage. Ich beantrage Akteneinsicht und dann schauen wir weiter.« Durchatmen. »Wir warten die Obduktion ab, da wird sich ja einiges klären.«

Ja, das denke ich auch. Trotzdem gehe ich im Geiste immer wieder diesen schrecklichen Einsatz durch. Habe ich alles richtig gemacht? Hätte ich etwas anderes tun können? Es ist zermürbend.

Mathias, der Notfallsanitäter, ruft mich besorgt an: »Haben sie dich auch vorgeladen?«

»Jep, haben sie. Mach dir keine Sorgen«, sage ich. »Ich habe mit meinem Anwalt gesprochen. Warten wir die Obduktion ab.«

»Was glaubst du?«

»Was ich glaube? Dieser Verlauf im Sturzflug? Drogen«, sage ich, »Drogen. Ich bleibe dabei.« Und warte auf das Obduktionsergebnis.

Drei Wochen lang. Jeder einzelne Tag ist eine Qual. Auch wenn du weißt, dass du nichts falsch gemacht hast. Dann endlich: Der Verdacht auf einen Behandlungsfehler wird fallengelassen. Mein Rendezvous mit dem Typen von der Kripo fällt aus. Das toxikologische Gutachten zeigt eine 20-fach erhöhte Dosis über der tödlichen Schwelle. Amphetamine. Ecstasy. Klare Kausalkette: Hirnschwellung, Einblutungen, der Mann ist innerlich verkocht.

Wusste ich es doch. Ich bin erleichtert.

Aber nur um meinetwillen. Nicht um den des Kindes. Ja, es war ein Kind. Er hat sein Leben weggeschmissen. Für einmal Spaß? Drogen enden häufiger tödlich, als wir es mitbekommen. Das hier ist nur die Spitze des Eisbergs. Und es kotzt mich an. Es kotzt mich wirklich an. Mit dem toxikologischen Gutachten in der Hand zitiere ich meine Kinder her. Hinsetzen. Zuhören.

Die beiden wissen überhaupt nicht, wie ihnen geschieht. Haben sie ihr Zimmer nicht aufgeräumt? Vier Augen schauen mich an. Groß und unschuldig. Sie sind noch in der Grundschule. Sie werden das gar nicht verstehen. Egal, denke ich. Es ist nie zu früh.

»Wisst ihr, was das ist?«

»Nein, Mama, was denn?«

»Ein toxikologisches Gutachten.«

Die Augen werden größer. »Ein was?«

»Ein Gutachten über einen Jungen, der gestorben ist und den Mama nicht mehr retten konnte.«

»Woran ist der Junge gestorben, Mama? War er krank?«

»Nein. Er hat Drogen genommen. Und er wusste wahrscheinlich nicht, dass man davon sterben kann. Ein Toter zu viel. Ein Junge, dem sein Leben genommen wurde.«

Betretenes Schweigen. Ich merke, wie ich vor Wut anfange zu weinen.

»Warum weinst du, Mama?«, fragt mich meine Tochter.

»Weil mich allein der Gedanke daran, dass euch so etwas passieren könnte, um den Verstand bringt. Ihr dürft so einen Chemiebaukastenwahnsinn niemals, niemals nehmen! Versteht ihr das?!«

Meine Kinder haben weder eine Ahnung, was Drogen, geschweige denn Amphetamine, sind. Was ein toxikologisches Gutachten ist oder was es heißt, wenn eine Mutter sich Sorgen macht. Müssen sie auch nicht. Sie haben meine pure Verzweiflung gespürt, und dass ich mich um sie sorge. Ich glaube, das reicht. Mit gesenkten Köpfen und ziemlich sprachlos verlassen sie das Wohnzimmer. Vielleicht schwärze ich den Namen, rahme das Gutachten ein und hänge es bei uns zu Hause an die Wand.

Zwei Monate später klingelt in der Klinik mein Telefon. »Hallo?« »Guten Tag, sind Sie die Ärztin, die vor etwa zwei Monaten einen jungen Mann behandelt hat? Der junge Mann, der später verstorben ist?«

Ich stehe stocksteif und bringe keinen Ton raus. »Hallo?« »Äh ja, das bin ich. Und wer sind Sie?« »Ich bin seine Mutter.« Uff. Das hat gesessen. Ich befinde mich augenblicklich zwischen Blutdruckkrise und Blutverlust. Sofort schießen mir Tränen ins Gesicht. Ich versuche meine Stimme unter Kontrolle zu halten.

»Was kann ich für Sie tun?«, bekomme ich noch heraus.

»Können wir uns treffen? Ich muss von Ihnen wissen, was passiert ist. Ich brauche Antworten. Wir verstehen das alles nicht, und Sie haben ihn zuletzt gesehen.«

»Ich befürchte, mir fehlen die Antworten, die Sie brauchen, aber ich treffe mich gerne mit Ihnen, wenn es hilft.«

Drei Tage später kommt die Mutter zu mir in die Notaufnahme. Ein komisches Gefühl durchfährt mich, als die Tür aufgeht und wir uns das erste Mal sehen. Sie fängt sofort an zu weinen und entschuldigt sich bei mir, dass die Polizei mich verdächtigt hätte.

»Ich bin mir sicher, dass Sie alles versucht haben, meinen Sohn zu retten.« Vor mir steht eine völlig verzweifelte Frau, die das alles überhaupt nicht versteht. Meine Augen sind ebenfalls glasig.

»Ja, das habe ich«, versichere ich ihr. Ich kann mir den Schmerz nicht vorstellen. Wie auch? Und ich bete, dass ich diesen Schmerz niemals erfahren muss. Ich schildere ihr den Einsatz bis ins kleinste Detail, meine Sorge, meine Ängste, das Wissen, nichts mehr machen zu können.

Vielen Hinterbliebenen hilft so ein Gespräch, auch wenn es natürlich nichts ändert. Aber ich war im schlimmsten Moment seines jungen Lebens bei ihrem Sohn – das verbindet sie mit mir.

»Ich hatte damals schon den Drogenverdacht«, erkläre ich ihr. »Anders konnte ich mir diesen schnellen und heftigen Verlauf nicht erklären. Wir haben alles versucht. Aber manchmal bleibt das Wunder eben aus«, sage ich leise.

»Wir verstehen das nicht«, schluchzt sie, »wir haben sein ganzes Zimmer auf den Kopf gestellt. Da waren keine Drogen. Auch seine Freunde haben uns versichert, dass sie mit dem Zeug nichts am Hut haben.«

Der Kloß in meinem Hals wird immer größer.

»Das sind doch alles nette anständige Jungs.«

Was soll ich sagen? Also sitzen wir da und schweigen einen Moment. Es zerreißt mir das Herz. Als Mutter. Diese Frau wird niemals Antworten auf ihre Fragen bekommen. Sie wird für den Rest des Lebens nicht verstehen, warum ihr Kind sterben musste. Sie wird ihren Sohn vermissen, sich Vorwürfe machen, Schuldgefühle haben und leiden. Unendlich leiden.

»Danke, dass ich hier sein durfte. Dass Sie sich die Zeit genommen haben«, flüstert sie.

»Es tut mir leid«, sage ich. »Ich wünschte so sehr, ich hätte ihn retten können.«

Wie so viele andere auch. Aber die Wirklichkeit ist hart. Härter, als es die härteste Notärztin jemals sein kann.

Drogenmissbrauch und seine Folgen

Dieser Einsatz war nicht nur eines meiner schlimmsten und tragischsten Erlebnisse, das Thema Drogen ist mir auch ein ganz besonderes Anliegen. Gerade die synthetischen Drogen sind lebensgefährlich. Auch bei Erstkonsum. Daher muss man unter allen Umständen die Finger von Ecstasy und Co. lassen. Man kann gar nicht oft genug davor warnen!

Im Jahr 2020 sind mehr als 1500 Menschen in Deutschland (laut Drogenbeauftragte der Bundesregierung) wegen des Konsums illegaler Substanzen gestorben. Zahlreiche Patientinnen und Patienten landen mit irreparablen Schäden in der Psychiatrie. Sie sind ein Leben lang behindert, pflege- und betreuungsbedürftig.

Drogen lösen verschiedene Reaktionen im Gehirn aus, zum Beispiel die Ausschüttung der sogenannten Glückshormone Serotonin und Dopamin. Wird Dopamin im Gehirn freigesetzt, macht das erst mal gute Laune und schöne Gefühle. Das ist der Belohnungseffekt. Im Zusammenspiel mit dem Wohlfühlhormon Serotonin führt es dazu, dass man dieses Gefühl wiederholen möchte. Das erklärt die verdammte Sucht. Man will einfach dieses tolle Gefühl wieder haben. Stimmung, Wahrnehmung und Gefühlsempfindungen können sich aber auch anders verändern. Weniger toll. Es kann zu Halluzinationen, Psychosen, Schizophrenie, Panikattacken und paranoiden Wahrnehmungen führen. Bei der Einnahme von Amphetaminen zum Beispiel (auch beim ersten Mal schon), kann es zu einer erhöhten Herzfrequenz bis hin zu Herzrasen und Kammerflimmern kommen, wie der Fall des jungen Mannes gezeigt hat. Es kann zu Krampfanfällen und Muskelzittern führen, bis hin zu einem krankhaften Zustand des vegetativen Nervensystems. Und das alles, weil man einmal ein »bisschen Spaß« haben will!? Aber der Spaß kann tödlich oder in der Psychiatrie enden.

Spaß und Freude – das geht auch ohne Drogen! »Glücks- und Wohlfühlhormone« können auch anders aktiviert werden: Indem wir machen, was uns guttut: Sport zum Beispiel. Joggen, Tanzen, Sex, ein Wellnesswochenende, das alles sorgt für Dopamin-Ausschüttung. Entspannung, Schlaf, Meditation, Yoga: Schwupps, gibt es eine Ladung Serotonin. Ganz einfach, kostenlos und sehr gesund. Wir haben körpereigene Drogen, die bekommen wir frei Haus geliefert. Wir brauchen den chemischen Scheiß nicht! Also: Finger weg!

Natürlich geht es bei diesem Thema nicht nur um Drogenkonsum als Partyspaß. Und mir wäre es natürlich am liebsten, dass niemand Drogen überhaupt ausprobiert. Aber oft liegen dem Drogenkonsum eine große Verzweiflung, ein furchtbarer Seelenschmerz zugrunde, somit ist er eine Folge von etwas und nicht die Ursache der Probleme. Rauschmittel betäuben und machen die Realität (wenigstens temporär) erträglicher. Manchmal führen schwere Traumatisierungen, die man zum Beispiel durch frühkindliche Gewalterfahrungen in sich trägt, in den Drogenkonsum. Doch auch dann gibt es Hilfe. Nicht wenige Menschen schaffen den Absprung, auch nach vielen Jahren des Drogenmissbrauchs. Und trotzdem kann man es nicht oft genug sagen (einer meiner Langspielplattenmonologe, die ich niemals aufgeben werde): Auch einmaliger Konsum kann nicht nur gefährlich werden, sondern tödlich enden. Kapiert es bitte endlich, verdammt nochmal!

Hilfe und Beratung gibt's hier:

Sucht- und Drogen-Hotline: 01806-313031

Könnt ihr noch? Gut, dann fahren wir zum nächsten Einsatz und auch der hat es in sich. Anders, aber nicht weniger tragisch und schockierend. Und deshalb möchte ich euch vorweg mein Gefühl dazu schildern.

#irritiert

Ich bin immer wieder irritiert darüber, wie das Leben spielt. Was es mit uns macht und in welche Situationen Menschen sich begeben können oder in welche Situationen sie unfreiwillig gelangen. Du öffnest eine Tür, ohne zu wissen, was sich dahinter befindet, und manchmal erwartest du die schlimmsten Dinge und wirst positiv überrascht. Aber häufig verbirgt sich hinter der verschlossenen Tür ein Schicksal, das du nicht erwartet hast und dich beschäftigt und irritiert. Und immer wieder lerne ich, dass du keine Situation einschätzen kannst, bevor du nicht hinter die Tür geblickt hast. Als Notärztin, aber auch als Privatperson. Guck hinter die Tür, auch wenn es dich irritieren könnte.

WÄHREND DU SCHLIEFST

⚠ Ein wunderschöner Altbau in einer Gegend, in der gut situierte Menschen leben. Dort, wo Bäume noch Alleen bilden und hohe Altbauten die Straße säumen. Wunderschöner Stuck an den Außenfassaden, hohe Fenster, Flügeltüren, Massivholz. Es ist ein sonniger Morgen, die Vögel zwitschern und über allem liegt eine Friedlichkeit. Kein Lärm, kein Dreck, gepflegte Vorgärten. Eltern, die ihre Kinder zur Kita oder Schule bringen. Hinter einigen Fenstern stehen Männer und Frauen mit ihren Kaffeetassen und schauen hinaus auf die Straße. Denn dort ist einiges los. Polizeiwagen, ein RTW und nun kommt auch noch eine Notärztin. Wir packen wie immer unser Zeug und laufen auf das Haus zu, die Tür steht offen, ein Polizist weist den Weg: »Erster Stock.«

Nach einem kurzen Treppenaufgang gucken wir in eine Altbauwohnung, die Tür ist ebenfalls weit geöffnet, und ich schaue in einen ellenlangen Flur. »So baute man früher.« Die Stimme kommt mir bekannt vor. Von der Seite gesellt sich ein Polizist zu mir, und ich muss gar nicht zweimal hinschauen, um zu erkennen, dass es Tobi ist. Wir kennen uns von Schulzeiten.

»Hallo, Caro, so klein ist die Welt!«»Tobi! Dass ich dich mal wiedersehe.«

»Also, unser Wiedersehen hätte ich mir anders vorgestellt.« .

Ja, denke ich, leider keine Zeit für Smalltalk. »Zwei Tote?«, frage ich stattdessen, »richtig?« Er nickt.

»Warte ab, so was hast du noch nicht gesehen.« Ich kann meinen Gesichtsausdruck nicht sehen, aber Tobi schon, und er korrigiert sich sofort: »Also, *ich* habe so was noch nicht gesehen.«

»Ach, weißt du ...«, flüstere ich ihm zu. »Abwarten.«

Die Crew (also drei Leute vom Rettungsdienst) und ich betreten die Wohnung. Der ungefähr zwölf Meter lange Flur bildet das Herzstück aller Zimmer. Dann wollen wir mal. Wir gehen entlang an Bücherregalen, die bis unter die Decke reichen. Und die Decken sind bestimmt 3,50 Meter hoch. Mein Blick wandert über die Buchrücken. Dort ist alles vertreten. Reiseführer über ferne Länder, die bestimmt schon 50 Jahre alt sind, der Duden, die Brockhaus-Enzyklopädie. Die literarischen Meisterwerke von Goethe, Schiller, Brecht. Nach Alphabet sortiert.

»Das ist ja wie in einer Bibliothek«, staunt Steffi. Heute sind wir übrigens ein Frauen-NEF. Steffi fährt mich die nächsten 24 Stunden. Da es 8.30 Uhr ist, haben wir die Schicht gerade erst begonnen. Es gab also noch keinen Kaffee. Wo war ich? Ach ja. Beim Alphabet. Nach dem Buchstaben C (Camus, Canetti, Conrad) folgt auf der rechten Seite das erste Zimmer. Es scheint das Ankleidezimmer zu sein. Ich frage mich, ob hier wirklich jemand gewohnt hat. Es ist alles so sauber, ordentlich, aufgeräumt. Gut, alles im Stil der fünfziger Jahre, aber eben wahnsinnig gepflegt. Hier ist die Zeit stehengeblieben. Eine perfekte Filmkulisse. Ich kann mir richtig vorstellen, wie hier mal Schneiderinnen vor dem bodentiefen Spiegel der Hausherrin wunderschöne Kleider angepasst haben. Der ganze Raum ist eingefasst von Schränken. Gern würde ich wissen, ob sich dort Kleider und feiner Zwirn verbergen. Aber ich bin ja nicht zum Kleideranschauen gekommen. Leider. Wir gehen weiter. Links folgt das Gäste-Bad. Marmor und Blümchentapete. Hier werden Kindheitserinnerungen wach. Ich erinnere mich noch an die weinrote, sündhaft teure Samttapete meiner Großtante. So in etwa sieht es hier aus. Mit einem goldenen Wasserhahn, in dem h für *hot* und c wie *cold* eingraviert sind.

Ich schließe die Tür des Badezimmers, immer noch den Geruch von Lavendelseife in der Nase, und laufe entlang der Flurbibliothek. Beim Buchstaben H (Hölderlin, Hesse, Habermas) angekommen, steht auf der rechten Seite die Tür einen Spalt auf. Hier muss es sein. Ich schaue Tobi an, er nickt. Und dann betreten wir das Schlafgemach. Ja, Gemach. Ein Filmset *par excellence*. Vor uns liegt ein wunderschönes Schlafzimmer mit Blick in einen traumhaften Garten. En-suite-Badezimmer inklusive. Die Sonne scheint durch die hohen Fenster und streichelt mit ihren Strahlen die teuren Möbel. Es ist friedlich. So friedlich, dass ich das vermeintlich Wichtigste fast übersehen hätte. Vielleicht fügt es sich aber auch einfach nur perfekt ins Gesamtbild.

Inmitten cremefarbener Seidendecken, aufgebahrt und zurechtgemacht, liegt eine circa 80-jährige Dame. Ein Mord? So friedlich? So sieht kein Tatort aus, an dem Mord und Totschlag begangen wurden. Was ist hier passiert? Ich trete näher.

»Helga Steiner«, sagt Tobi, »sie ist sozusagen die Dame des Hauses.«

Frau Steiner ist starr und steif. Und kalt. Ihre Augen sind geschlossen, sie scheint zu lächeln. Bekleidet ist sie mit einem hellen Schlafrock mit Stickerei. Ihre Hände gefaltet, eine rote Rose und ein Seidentaschentuch in den Händen. Das Sonnenlicht taucht ihr Gesicht in ein friedliches Gelb.

»Was ist das hier?«, fragt Steffi, »war der Bestatter schon da?«

Komisch, denke ich. Das sieht ja richtig schön aus. Klang am Funk eben noch ganz anders: »Tote, unklar, eventuell Selbstmord. Fahrt mal gucken, Polizei ist schon vor Ort.« Mehr weiß ich zu diesem Zeitpunkt auch nicht, aber tot ist sie. Und sie wirkt auf mich sehr friedlich. Fast selig. Mein Blick schweift umher. Gibt es irgendwas, was mir noch auffällt? Ein Foto des Ehepaares aus alten Zeiten, fröhlich tanzend, lachend. Glücklich. Muss lange her sein, denke ich.

»Kommt mal mit«, sagt Tobi. Wir verlassen die in Frieden ruhende Frau Steiner und folgen ihm zurück in den Flur. Auf der rechten Seite befindet sich die Küche, und als ich kurz hineinschaue, sehe ich eine weinende Frau, am Tisch kauernd, im Gespräch mit zwei Polizisten. Die Tochter? Die Nachbarin? Ein Polizist nickt mir zu und sagt: »Wir sprechen gleich, geht mal ins Büro. Da ist der andere.« Der andere?

Ich schaue den Flur entlang, und Tobi zeigt wortlos in

einen Raum. »Na, er wird wohl den Mann meinen«, schaut Steffi mich an. »War ja von zwei Toten die Rede.« Ich finde das alles irgendwie seltsam. Hier sieht es doch nicht nach einem Gewaltverbrechen aus. Ich habe den Satz nicht mal ganz ausgesprochen oder ihn nur gedacht, da betreten wir das Büro. Ich würde eher Salon sagen. Es sieht so aus wie die Räume, in denen die Herren James Bond oder Don Draper immer Whisky trinken. Dunkle Eichenmöbel und inmitten des Zimmers ein Trumm von Schreibtisch. Eine Whiskysammlung in der beleuchteten Schrankvitrine, dazu ein Humidor mit einer stattlichen Zigarrensammlung. Aber das nur am Rande. Denn der eigentliche Anblick ist viel erschreckender. Doch ein Gewaltverbrechen?

»Herr Steiner«, sagt Tobi, er ist im Türrahmen stehen geblieben. Da liegt also der Hausherr. Mit dem Kopf auf dem Schreibtisch. In einer Blutlache. Diese hat sich über den Schreibtisch ausgebreitet und in regelmäßigen Abständen hört man das Blut hinuntertropfen.

Es ist still. Keiner sagt was. Auch die beiden Kollegen vom Rettungsdienst stehen vollkommen konsterniert in der gutbürgerlichen Kulisse. Wie zwei Statisten im falschen Film. Ein Schauer durchfährt mich, während der nächste Blutstropfen auf den Eichendielenboden tropft. Plopp. Plopp.

Was ist hier passiert? In der rechten Hand hält Herr Steiner eine Pistole. Ich kenne mich nicht aus, aber so weit, dass man sich damit umbringen kann, reicht mein Krimiverstand noch. Neben dem Herrn steht eine halb volle Karaffe dunkelbraunen Whiskys, eine halbe Zigarre liegt im Granitaschenbecher. Kalt. Herr Steiner hat einen feinen Anzug an. Seltsam. Ist ein bisschen so wie in einem Film.

Der Anblick ist nicht appetitlich, aber auch irgendwie friedlich. Ich trete näher und versuche, nichts zu verändern – die Kripo ist auf dem Weg –, und ich fasse lediglich seinen Kiefer an. Der ist ebenfalls schon steif. Seine Schläfe kann ich einsehen. Schmauchspuren. Glatter Durchschuss. Mein erster Erschossener. Aber gar nicht so schlimm, denke ich. Liegt vielleicht am Szenario. Und am edlen Ambiente. Mein Blick wandert weiter. Ich sehe einen offenen Füllfederhalter und Papier. Hat er noch was geschrieben? Okay, ich fasse zunächst sachlich zusammen. Beide tot. Wir vom Rettungsdienst wären damit fertig, weil es nichts mehr zu retten gibt.

»Leute, ihr könnt alles wieder verladen, der RTW ist hier nicht mehr vonnöten. Steffi, wir bleiben noch.«

Steffi schaut mich fragend an: »Warum?«

»Erstens muss ich den Tod noch offiziell bescheinigen. Und zweitens interessiert mich der Fall.«

Während ich mich nochmal umsehe und versuche, mir jedes Detail zu merken, den Whisky, die Bibliothek, die Sonnenstrahlen im Schlafzimmer, höre ich wieder das leise Wimmern aus der Küche. Ach ja, die Frau. Ich öffne die Tür einen Spalt und sehe, wie der Polizist der Dame ein Taschentuch reicht und versucht, sie zu beruhigen.

»Kann ich helfen?«, frage ich. »Brauchen Sie irgendwas?«

Die Frau wirkt sehr nervös. Der Polizist nickt mir zu und signalisiert, dass er sich mal kurz unter vier Augen mit mir unterhalten möchte. Wir stehen im Bibliotheksflur.

»Die Dame ist die Haushälterin, die hat die beiden gefunden. Und das lag in der Küche.« Er bittet mich, Handschuhe anzuziehen, und reicht mir Umschlag Nummer
eins. Neben einem Brief befinden sich darin 5000 Euro in
bar. Vorsichtig falte ich das Papier auseinander.

Sehr geehrte Frau Fiedler,
wenn Sie heute Morgen zum Reinigen kommen, ent-
schuldigen wir uns jetzt schon für das, was Sie vor-
finden. Hier ist eine kleine Entschädigung. 5000 Euro
können das wahrscheinlich nicht aufwiegen. Aber
es ist ein Versuch. Bitte rufen Sie die Polizei und
geben Sie den Beamten den anderen Umschlag. Wir
danken Ihnen für Ihre Zuverlässigkeit und Ihre im-
merwährende Freundlichkeit. Ihre Helga und Hans
Steiner.

Ich schaue ungläubig. »Und jetzt kommt der Hammer. Lies
das.«

Er gibt mir den anderen Umschlag. Das ist ja wie im
Tatort, denke ich.

»An die Beamten von der Polizei« steht auf dem Umschlag. Ich öffne ihn. Daher also das Papier und der Füller
aus dem Salon. Jetzt wird es interessant.

Sehr geehrte Damen, sehr geehrte Herren,
mein Name ist Hans Steiner, und ich habe meine Frau
und mich umgebracht. Wenn Sie diesen Brief lesen,
vor etwa acht Stunden. Es tut mir leid, ich hätte Ihnen
meinen Anblick gerne erspart. Meine Frau und ich,

wir sind beide über 80, hatten ein erfülltes Leben und konnten uns nicht beschweren. Ich habe hart nach dem Krieg gearbeitet und habe mich vom Schneider zu einem kleinen Textilunternehmer hochgearbeitet. Uns ging es immer gut. Wir haben uns nie beklagt. Nur, dass der Kinderwunsch unerfüllt blieb, hat meine Frau nie wirklich überwunden. Laut geklagt hat sie aber nie. Bei mir wurde dieses Jahr Prostatakrebs, bei meiner Frau Darmkrebs festgestellt. Nach reiflichen Überlegungen haben wir uns gegen die jeweilige Therapie, sondern für eine Kreuzfahrt entschieden. Wir haben unsere Freunde in Südfrankreich besucht, ein letztes Mal den Lavendel der Provence gerochen, Rotwein und Whisky getrunken und uns verabschiedet. Verabschiedet vom Leben. Wir wollten gerne den Freitod wählen, im Vollbesitz unser geistigen Kräfte, aber der Weg war uns zu schwer und steinig, denn Sterben, auch wenn man es von Herzen möchte, ist leider nicht erlaubt. Obwohl wir alles mit unserem Hausarzt besprochen haben, hat er uns klargemacht, dass wir auf seine Hilfe nicht zählen können, da er sich strafbar machen würde. Also mussten wir es selbst tun. Glauben Sie mir, es ist mir und uns nicht leichtgefallen. Es ist nicht einfach, wenn Sie ihre große Liebe umbringen sollen. Um Ihre Ermittlungen abzukürzen, möchte ich Ihnen hier den Ablauf skizzieren. Bitte glauben Sie mir, ich habe mir nie etwas zuschulden kommen lassen, und ein Mörder bin ich auch nicht. Aber, wie meine Frau sagte, der Zweck heiligt die Mittel.

*Wir haben einen letzten gemeinsamen Abend ver-
bracht. Meine Frau machte sich bettfertig. Sie sah
wunderschön aus. Da sie Angst hatte vor dem, was
kommt, haben wir beschlossen, dass wir ihr das
Ableben mit Tabletten erleichtern. Wir küssten uns.
In meinem Beisein nahm sie eine Packung des Schlaf-
mittels, welches Sie in der Nachttischschublade finden. Dann schlief sie ein. Sie lag dort so friedlich. Ich
habe Whisky getrunken, bin zurückgekehrt und habe
ihr das Kissen aufs Gesicht gedrückt. Wie abgespro-
chen. Das wünsche ich keinem. Es war grausam, aber
ich habe es geschafft.*

*Ich habe ihr ein Tuch und die Rose in die gefalteten
Hände gelegt, sie liebevoll verabschiedet und den Brief
an unsere Haushaltshilfe geschrieben. Die 5000 Euro
hatte ich bereits vor einer Woche bei der Bank abgeholt. Bitte gehen Sie sicher, dass sie das Geld auch
bekommt.*

*Jetzt sitze ich mit einer Flasche Whisky am Schreib-
tisch und schreibe die letzten Zeilen. Ich richte mich
selbst. Mit einem Kopfschuss. Möge Gott mir ver-
zeihen.*

*Mit freundlichen Grüßen
Hans Steiner*

Ich weiß nicht, wie lange ich in diesem Flur stehe, ob ich
träume oder wach bin. Wie viel Uhr es ist oder ob ich mich
noch im Einsatz befinde. Aber irgendwann sitze ich auch
in der Küche am Tisch. Ich nehme weder den Polizisten
wahr noch die weinende Frau Fiedler. Auch Steffi nicht,

die zurückkommt und mich fragt, ob ich mehr wisse. Und wie es jetzt weitergeht. Ich will gar nichts mehr wahrnehmen. Ich bin gebügelt. Schönen Dank auch.

Herr Steiner hat gerade mein Weltbild auf den Kopf gestellt. Ich bin mit dieser Geschichte hier emotional total überfordert. In meinem Kopf überschlagen sich die Fragen, ein Gedanke jagt den nächsten. Ist das alles okay? Habe ich Verständnis für das Ehepaar Steiner? Oder bin ich entsetzt? Und wenn ja, worüber? Paralysiert laufe ich den Bibliotheksflur entlang. Vorbei an Marmorbad und Ankleidezimmer. An Frau Steiner. Die wie friedlich schlafend daliegt. Irgendwo entfernt höre ich eine Stimme … irgendwas mit Totenschein. Ach, die Kollegen von der Kripo sind da. Hab ich gar nicht mitbekommen. »Mach ich fertig«, murmele ich und setze mich für den Schreibkram ins NEF. Tür zu. Ruhe.

Fünf Minuten später klopft Tobi ans NEF. Ich öffne mechanisch. Er ist immer noch ganz aufgewühlt. Aber anders als ich.

»Was habe ich dir gesagt? Hast du den Brief gelesen?«

»Ja, habe ich.« Mehr kann ich nicht sagen, mehr will ich auch nicht, ich will einfach nur meine Ruhe.

»Krasser Scheiß, oder? Ich könnte niemals meine Freundin umbringen.«

Ich weiß nicht, was ich könnte und was nicht, denke ich und mache die Tür wieder zu. Viel bedrückender finde ich die Tatsache, dass es so sein muss. Dass zwei Menschen mit ihrem Wunsch alleine gelassen werden. Dass Herr Steiner diese Bürde tragen musste. Das ist so tragisch, so traurig. Müssen zwei Menschen nach einem erfüllten langen Leben so ihre letzten Stunden miteinander verbringen? Wie stand es in seinem Brief?

Im Vollbesitz geistiger Kräfte, aus eigener Entscheidung. Gemeinsam. Aber man darf einfach nicht gehen. Man muss es heimlich tun und gewaltsam. Denn auch wenn Frau Steiner wunderschön aussah und friedlich dalag, war ihr Tod letztendlich nur durch einen gewaltsamen Akt des armen Herrn Steiner möglich. Er musste seine geliebte Frau töten. Und er selbst? Musste sich eine Kugel in den Kopf jagen! Ein alter schwerkranker Mann. Mir gehen diese Worte nicht aus dem Kopf: »Im Vollbesitz geistiger Kräfte, aus eigener Entscheidung.«

Aber warum dann nicht bitte mit professioneller Begleitung? Würde das nicht vielen helfen? Das erste Mal erwische ich mich bei dem Gedanken an Freitod. Und zwar nicht, weil jemand psychisch krank ist, sein Handeln nicht wirklich aus freien Stücken geschieht, sondern weil er todkrank ist. Hier geht es um den freien Willen. Ich hatte mich bis dahin nie damit befasst. Ich habe den Auftrag, Leben zu erhalten, zu retten, nicht den Freitod zu überdenken. Aber sollten wir das nicht genauso in unsere Überlegungen miteinbeziehen? Dass es Menschen gibt, die Gründe haben, gehen zu wollen. Ein sehr heikles und schwieriges Thema. Ein echtes Brett. Steffi reißt mich aus meinen Gedanken, sie will los.

»Komm, Caro. Wir müssen zur Wache. Totenscheine auffüllen. Wir haben bald keine mehr.«

»Himmel, komm mir nicht mit Totenscheinen heute! Können wir uns heute aufs Leben konzentrieren?«

Wir lachen. Das tut gut.

»Komm, Latte Macchiato am Fluss, ich lad dich ein!«
Ein schöner Gedanke. »Bin dabei. Und das Wort Totenschein möchte ich heute nicht mehr hören!«

Sterbehilfe

Am 26. Februar 2020 entschied das Bundesverfassungsgericht:
Jeder Mensch hat grundsätzlich ein Recht darauf, selbstbestimmt
zu sterben. Das heißt, auch die Beihilfe zum Suizid (assistierter
Suizid) ist nun in Deutschland erlaubt. Man darf sterbewilligen
Menschen bei der Selbsttötung assistieren. Dabei geht es meis-
tens darum, entsprechende Medikamente zu besorgen, die den
Tod einleiten. Einnehmen muss die betroffene Person die Medi-
kamente aber selbst.

Weitaus sensibler und heikler ist das Thema ärztlich assistierter
Suizid. Seit der Entscheidung des Bundesverfassungsgerichts beschäftigen sich die Ärztekammern in Deutschland mit der Aus-
legung und Anwendung. Kurz gesagt: Es ist kompliziert. Selbstverständlich ist kein Arzt dazu verpflichtet, wenn ihn ein Patient
darum bittet. Und hier hat jeder Arzt und jede Ärztin auch als
Mensch ganz persönliche ethische und moralische Grundsätze.

Doch es kursieren noch andere Begrifflichkeiten, die fein un-
terschieden werden müssen. Es gibt die aktive und passive
Sterbehilfe. Die aktive Sterbehilfe, Tötung auf Verlangen, ist in
Deutschland verboten.

Bei der passiven Sterbehilfe handelt es sich um das Beenden
oder Reduzieren lebenserhaltender Maßnahmen, natürlich immer im Einvernehmen mit der betroffenen Person. (Was wiederum in der Patientenverfügung erwähnt werden kann.) Auch das
ist in Deutschland erlaubt. Mit der passiven Sterbehilfe sind wir

häufig auf Intensivstationen konfrontiert: Bei fehlender Aussicht auf Besserung, natürlich immer nach Rücksprache mit Kollegen und Angehörigen. Und dem Patienten selber, so weit es noch möglich ist.

Ebenfalls erlaubt ist die indirekte Sterbehilfe, also die Gabe von schmerzlindernden oder bewusstseinstrübenden Medikamenten, die die Lebensdauer verkürzen können. Auch damit müssen sich Ärztinnen und Ärzte besonders in der Notaufnahme und beim Rettungsdienst regelmäßig auseinandersetzen. Zum Beispiel durch die Gabe von Morphin. Wenn bei einer alten Frau im Altersheim der Sterbeprozess bereits eingesetzt hat und wir gerufen werden, weil sie zum Beispiel unter Schmerzen leidet, dann kann man durch indirekte Sterbehilfe den Prozess verkürzen – zum Wohle der Patientin.

In so einem Fall kommt eine Kombination von passiver und indirekter Sterbehilfe zum Tragen: Man leitet keine lebenserhaltenden Maßnahmen ein und lindert das Leid durch die Gabe von Morphin.

Die Entscheidung des Bundesverfassungsgerichts kam für das Ehepaar Steiner leider zu spät. Aber anderen kann sie helfen. Und das ist gut so.

WARUM INSTAGRAM UND INTENSIV-STATION VIEL GEMEINSAM HABEN

»Kümmer dich um deine Patienten, anstatt hier auf Social Media rumzuhängen« –»Mach gefälligst deinen Job.« –»So was soll Ärztin sein? – Wenn sie doch so viel arbeitet, warum hat sie dann Zeit für Instagram?«

Genau wegen solcher Nachrichten (und das sind die harmlosen, die man unzensiert abdrucken darf) habe ich mich entschlossen, hier mal ein paar Takte zu einem weiteren »Tätigkeitsfeld« zu schreiben, auf dem ich mich täglich bewege.

Was auf Social-Media-Plattformen, in einer Notaufnahme und auf der Intensivstation passiert, hat in der Tat viele Gemeinsamkeiten. Meine Arbeitsplätze sind meine Spielplätze, so nenne ich es gerne, weil ich mich dort wohl fühle, ich kenne sie in- und auswendig, ich liebe es, dort zu sein. Ähnlich ist es mit Facebook oder Instagram. Auch dort bin ich (eigentlich!) sehr gerne. Und auch dort möchte ich Gutes tun, Menschen helfen, sie aufklären, ihnen etwas Nützliches mitgeben. Immer bin ich Ärztin. Hier wie dort. Doch ähnlich wie im Schockraum der Notaufnahme oder auf der Intensivstation geht es nicht immer gut aus. Dann konnte ich ein Leben nicht retten, oder ich muss schockierende Nachrichten übermitteln. Nicht allen Menschen kann ich es recht machen. Und dann sind sie enttäuscht und wütend, sie greifen mich an, geben mir Schuld und verteufeln mich. Das sind die Gemeinsamkeiten zwischen diesen »Welten«. Und alles hängt mit allem zusammen. Der einzige Unterschied: Notaufnahme und Intensivstation sind real und dein Gegenüber schaut dich an. Dort ist nichts anonym. Das sieht im Netz anders aus.

Fakt ist: Wäre ich keine Ärztin, hätte ich nie als Doc Caro angefangen zu bloggen. Hätte ich nie als Doc Caro gebloggt, wäre ich nie so bekannt geworden. Und wahrscheinlich hätte es dann auch dieses Buch niemals gegeben. Oder eben nur in Form von gekritzelten Zetteln irgendwo in einer meiner Schubladen, aber man könnte es nicht in den Händen halten.

Also was war jetzt zuerst? Genau darum geht es.

Als ich vor einiger Zeit anfing, mich in den sozialen Netzwerken »rumzutreiben«, war mein Anspruch und meine Idee, nahbar zu sein. Und zwar als Ärztin, die Medizin so erklärt, dass sie jeder versteht. Wenn die kleine Chantal bei ihrer Oma den Herzinfarkt erkennt und weiß, dass sie ruhig bleiben und die 112 anrufen muss, hat der Blog und all das, was ich tue, seinen Sinn mehr als erfüllt.

Ich habe mit viel Liebe und Akribie kleine Handyvideos produziert, Texte verfasst, Leute über Schlaganfall, Herzinfarkt und Lungenembolie aufgeklärt. Vermittelt, warum zuckerkrank nicht gleich zuckerkrank ist. So wuchs mit viel Leidenschaft und Enthusiasmus mein Blog. Und genau das ist das Spannende.

Ich fühlte mich an meine Zeit als Assistenzärztin erinnert. Du beginnst etwas, ohne wirklich zu wissen, was passiert und worauf du dich einlässt. Aus dem Enthusiasmus »Ich mache mal meinen ersten Dienst« und »Ich melde mich mal bei Instagram an« wird dann ganz schnell Ernst, und »mal eben so« ist das alles nicht.

Die Intensivstation mit ihrer ganzen Technik und Instagram mit allen Funktionen sind ganz gut vergleichbar. Anfangs macht man vielleicht noch den ein oder anderen vermeidbaren Fehler, aber man wird von Tag zu Tag sicherer und lernt immer dazu. Vor allem hätte ich ja damals, als ich mich entschloss, den Blog zu starten, nicht gedacht, dass er mal eine derart große Reichweite bekommen würde. Ich hatte gehofft, den ein oder anderen zu erreichen. Dass es dann aber mehrere Millionen sein würden, die sich für meine Posts interessieren, hätte ich niemals auch nur ansatzweise zu hoffen gewagt.

Mit der Reichweite steigt die Verantwortung. So wie als Ärztin mit zunehmender Berufserfahrung auch die Verantwortung zunimmt. Als Oberärztin bin ich verantwortlich für meine Assistenzärzte und Patienten, und als Bloggerin ebenso für alle, die mir folgen. Warum? Die Leute stellen Fragen, möchten Antworten, sehen mich als Spezialistin. Problem: Das bin ich ja gar nicht. Ich bin Notfallmedizinerin – und weder Gynäkologin, Orthopädin, Pharmakologin, Kinderärztin, Psychiaterin, Kardiologin noch Hals-Nasen-Ohren-Ärztin in einem. Wenn ich Fragen zu seltenen Medikamenten, Erkrankungen oder Therapien bekomme, muss ich häufig schlucken. Und passen. Denn vieles weiß ich eben auch einfach nicht. Der Anstreicher kann dir wahrscheinlich auch nicht helfen, wenn die Toilette verstopft ist. Handwerker ist nicht gleich Handwerker. Ärztin ist nicht gleich medizinisches Universalgenie. Ich gebe gerne allgemeine Tipps und vermittele nützliche Informationen, die jeder versteht und im Alltag anwenden kann. Mein Blog ist aber keine persönliche Sprechstunde, ich mache keine medizinische Beratung und unseriöse Ferndiagnosen, ich berate nicht im speziellen Einzelfall. Ich bin einfach Doc Caro, die Ärztin zum Anfassen, die eine einfache Sprache spricht und nicht abgehoben daherkommt. Ich bin eben: Eine für alle.

Aber genau diese Nahbarkeit, die die Leute spüren, hat dann zur Folge, dass sie mich für sich persönlich in Anspruch nehmen wollen und dann sind sie beleidigt, wenn sie keine Antwort bekommen. Ich kann jeden Einzelnen verstehen. Der Einzelne vergisst aber leider dabei, dass mehrere hundert Menschen pro Tag denken, sie sind die Einzigen. Wie in der Notaufnahme. Hier meint auch jeder, er sei der größte Notfall. Es kehrt sich die gute Absicht leider ins Gegenteil. Und die Menschen verhalten sich, als würden sie mich schon 100 Jahre kennen, und dann werden sie distanzlos. Die Hemmschwelle sinkt. Für Liebeserklärungen – aber auch für Beschimpfungen.

Ich würde lügen, wenn ich sage, ich wusste, was mich erwartete. Und bei den ersten Hate-Mails, Bedrohungen, Exekutionsaufrufen habe ich mich nicht nur gefragt, was mit den Menschen eigentlich los ist, sondern ob ich mir das wirklich antun möchte. Hier kommt wieder die Parallele zu meinem Job ins Spiel. Ungefähr die gleichen Gedanken hatte ich, als ich bei einem Einsatz mein erstes totes Kind im Arm hielt. Ich konnte es nicht retten. Ich war emotional überfordert. Musste den Vorwürfen der Eltern standhalten, die glaubten, dass wir nicht alles getan hätten. Gleichzeitig habe ich mich gefragt, ob ich was falsch gemacht habe, und meine eigenen Fähigkeiten angezweifelt.

Warum tust du dir das an? Wahrscheinlich habe ich mich das mehr als einmal gefragt. Sowohl als Bloggerin bei Social Media als auch als Ärztin. Aber interessanterweise hatte ich nie den Gedanken aufzuhören. Auch nach den schlimmsten Anfeindungen habe ich mich nicht zurückgezogen, ich habe nicht aufgegeben und meinen »Gegnern« das Feld überlassen. Ich musste aber lernen, meinen Weg zu finden, damit umzugehen.

Ich habe schon als kleines Mädchen auf dem Sportplatz nicht geweint, wenn ich verloren hatte, sondern mich beim Training nur noch mehr angestrengt. Ich habe immer eine Schüppe draufgelegt. Und zwar bei jedem Rückschlag. Ich konnte die negative Energie immer umsetzen, indem ich sie kanalisierte. Und zwar in die für mich richtige Richtung.

Das hat mich stärker werden lassen. Mein ärgster Kritiker, mein härtester Gegner, war und bin ich immer selber gewesen.

Also was tun? Ganz genau. Selbstreflexion. Coaching und regelmäßiges Aufarbeiten von persönlichen Themen ändern deine Sichtweise auf viele Dinge in deinem Leben und deinem Umfeld.

Was sind meine Stärken, welche Schwächen habe ich? Natürlich haben wir alle Schwächen, der eine kann dies besser als der andere. Das hat etwas mit unserer Persönlichkeit zu tun. Aber du kannst lernen, Schwächen in Stärken umzuwandeln. Und wenn man seine »Schwachstellen« kennt, dann kann man sich auch besser schützen. Jemand, der vorlaut und extrovertiert ist, ist vielleicht ein super Politiker, eine tolle Schauspielerin, ein erfolgreicher Künstler oder eine beliebte Moderatorin. Ein introvertierter, schüchterner Mensch ist vielleicht der beste Psychologe oder eine gute Therapeutin, weil er oder sie gut zuhören kann.

Wichtig ist also, die eigenen vermeintlichen Schwächen zu (er-)kennen und nicht daran zu verzweifeln, sondern sie zu nutzen. Daher ist der ehrliche und ungeschönte Blick auf sich selbst absolut notwendig. Alles andere ist kontraproduktiv. Dann lebst du etwas, das du nicht bist.

Du musst authentisch sein. Das spüren dann wiederum auch die Menschen, die dich nicht persönlich kennen, sondern nur aus den sozialen Netzwerken. Und dann bekommst du so viele schöne und liebe Nachrichten und Zuspruch, die alles wieder aufwiegen.

Menschen merken schnell, ob du authentisch bist und hinter dem stehst, was du sagst, oder ob du ihnen etwas vorspielst. Ich kann nur so sein, wie ich bin. Aber genau da liegt das Problem für viele Menschen. Sie haben Erwartungen und Befindlichkeiten. Die haben wir alle. Das passiert ständig, nicht jeder kann unsere Erwartungen erfüllen und wir nicht immer die der anderen. Deshalb kann ich aber nicht jeden gleich beschimpfen. Und die Frage ist doch, muss man wirklich die Erwartungen der anderen erfüllen? Sei nicht so, wie es andere von dir erwarten, sondern tue das, was dich glücklich macht. Sei wild und frei. Und mutig.

Oft würde ich die Leute, die sich abfällig über mich äußern, gerne fragen was sie so triggert. Sehen sie in mir etwas, das sie selbst gerne hätten oder wären? Oder etwas, was sie an sich erinnert? Ich bin nicht Superwoman, will ich auch gar nicht sein. Ich bin nicht die Ärztin von Zigtausenden Menschen, die ich gar nicht kenne. Also habe ich gelernt, dass es das Beste ist, auf die unschönen Kommentare nicht zu reagieren – oder mit Liebe. Genauso ist es mit den Patientinnen und Patienten. Der renitenteste Patient wird ruhig und zugänglich, wenn er sich ernst genommen fühlt und Hilfe erwarten kann. Und erstaunlicherweise reagieren die meisten Hater im Netz nicht mehr, wenn ich auf einen Hasskommentar mit einem Herz-Emoji antworte. Ich rechtfertige mich nicht mehr.

Das Spannende und Interessante ist doch, dass ich genau das machen kann, was ich gerne tue. Und genau das macht mich glücklich. Ich darf im Schockraum, in der Notaufnahme und im Rettungsdienst Menschen individuell behandeln und Hand anlegen. Und ich darf im Internet aufklären, präventiv tätig werden und die Medizin nahbar und für alle zugänglich machen. Es wird höchste Zeit, dass unsere Arbeit und vor allem auch wir Ärztinnen, Pfleger und Rettungsdienstlerinnen sichtbarer werden. Wir sind super. Wir machen einen großartigen Job. Wir brauchen Gehör. Und das Interesse an Medizin ist riesig, denn sie ist eine Wissenschaft, mit der jeder zu tun hat (früher oder später). Medizin ist individuell und einfach das Spannendste überhaupt. Deshalb mache ich weiter. Nein, ich werde mich nicht unterkriegen lassen, nur weil es immer ein paar Menschen gibt, die mit sich selbst nicht im Reinen sind und ihre Schwächen auf andere projizieren.

Ich habe hart dafür gearbeitet, um immer besser zu werden und meinen Job gut zu machen: einen verunfallten Motorradfahrer auf der Autobahn genauso gut versorgen zu können wie die Intensivpatienten nach einer Herzklappen-OP. Den Säugling mit Epilepsie oder mit Verbrennungen fachlich ebenso sicher und gut zu behandeln wie die alte Dame mit einem Schlaganfall oder einer Beckenfraktur.

Und nebenbei im Internet Nicht-Ärzten Tipps zu geben, wie sie einen Schlaganfall erkennen, warum Impfen 'ne super Sache ist oder warum man einem Diabetiker wann gern Traubenzucker geben sollte. Beides lässt sich vereinbaren und beides macht unheimlich viel Freude.

Auch wenn es auf allen meinen »Spielplätzen« schlimme Erlebnisse und unschöne Erfahrungen gibt. Aber deshalb werde ich weder meinen Kittel an den Nagel hängen noch aufhören, in den sozialen Netzwerken für Aufklärung zu sorgen.

Ich habe das große Glück, dass ich tatsächlich meine Leidenschaft ausüben darf. Und Glück heißt in diesem Fall nicht, dass es mir zugeflogen ist. Man kann alles erreichen, wenn man es will. Man muss sich nur darüber klar werden, was das persönliche Glück überhaupt ist (das kann auch mal im Laufe des Lebens wechseln und ist oft einfacher gesagt als getan). Und dann musst du aktiv werden. Es kommt leider keine Fee mit dem Zauberstab vorbei und kippt einen Sack mit Gold über dir aus. Nein, Glück heißt auch, für seine Ziele zu kämpfen. Manchmal mehr zu lernen als andere, mehr zu denken, mehr zu arbeiten, stellenweise auch auf mehr zu verzichten. Kämpfen bedeutet auch: Gegenwind zu bekommen, angegriffen zu werden, es nicht allen recht machen zu können, Erwartungen nicht zu erfüllen. Ja, auch Menschen mitunter zu enttäuschen. Aber dann ... eines Tages, da zahlt es sich aus. Und dann weißt du, dass es keine Fee mit Zauberstab braucht, sondern Mut, Disziplin und Durchhaltevermögen. Und Liebe und Leidenschaft. All das hast du. Du musst es nur wollen.

EIN WORT ZUM SCHLUSS ...

Du kannst den Leuten nur vor den Kopf gucken. Niemals hinein, es sei denn, du machst ein CT. Und auch da siehst du nur Veränderungen im Gewebe, keine Hoffnungen, Wünsche, Trauer, Lachen, Wut, Verzweiflung oder Trost. So wie ich versuche, mich in meine Patienten hineinzuversetzen, hoffe ich auf ein Stück Empathie für uns alle. Die Krankenschwester hat auch mal einen schlechten Tag, der Rettungsdienstler hat Platzangst oder die Assistenzärztin vielleicht gerade eine schlechte Nachricht erhalten. Wir sind alle Menschen. Und wir sind da für Menschen. Und es ist eben genau das Zwischenmenschliche, das manchmal Schwierigkeiten macht. Dem einen geht es nicht schnell genug, der andere ist genervt. Ein Dritter unhöflich. Wenn wir unsere eigenen Befindlichkeiten hinten anstellen und den anderen zu verstehen lernen, wird nicht nur die Arbeit einfacher, sondern das ganze Leben.

Während du mich verurteilst, weil du vielleicht findest, zu lange warten zu müssen, habe ich gerade ein Leben verloren und höre noch die Schreie einer Sterbenden in meinem Ohr. Während du glaubst, dass du der Mittelpunkt der Welt bist, steht für jemand anderen diese Welt gerade still. Manchmal sollte man einen Blick hinter die Kulissen wagen. Ich verurteile nicht, ich bewerte nicht. Ich gebe mein Bestes. Jeden Tag. So wie wir alle. Und das würde ich immer wieder tun. Auch für dich.

#dankbar

Das mag jetzt etwas pathetisch klingen, aber ich bin dankbar für mein Leben. Und das dauert immerhin schon fast vier Jahrzehnte lang. Und wenn ich sage: dankbar, dann meine ich nicht das Haus, das Auto, das Pferd oder ein Glas Rotwein am Abend – dann meine ich das Leben an sich. Mein Gastspiel auf diesem Planeten, das mir geschenkt worden ist. Wenn man wie ich permanent vor Augen geführt bekommt, wie schmal die Grenze zwischen Leben und Tod ist, dass eine Sekunde entscheidet, ob du weiterlebst oder stirbst, dann weißt du, wie unendlich kostbar diese Zeit ist. Und wenn du nach einem schweren Unfall oder einer lebensbedrohlichen Krankheit weiterlebst, bist du vielleicht nicht mehr dieselbe Person. Aber auch das kann eine Chance sein. Wenn ich in einer Schicht erlebt habe, wie jemand meines Alters die Augen für immer geschlossen hat, dann gehe ich anders nach Hause. Dann denke ich anders über mein Leben nach.

Die Erfahrungen haben mich gelehrt, das Leben wie eine Sanduhr zu betrachten. Wenn wir auf die Welt kommen – und daran glaube ich –, steht die Anzahl unserer Sandkörner fest, und wir haben keine Chance, falls die Uhr abgelaufen ist. Wieso gäbe es sonst Menschen, die mehrfach Dinge überleben, die eigentlich nicht zu überleben sind?

Wieso nimmt man an einem Tag ausnahmsweise mal nicht denselben Weg zur Arbeit, und dann erfährt man, dass dort ein Baum auf ein Auto gestürzt ist? Wieso spüren wir auch über Kilometer hinweg, wenn unseren Lieben etwas zugestoßen ist?

Ich habe keine Angst vor dem Tod, im Gegenteil. Ich bin so dankbar für jeden Tag, den ich hier verbringen darf. Natürlich besteht das Leben auch aus Verpflichtungen und Arbeit, dem täglichen Auf und Ab, und es geht nicht darum, dauerhaft Cocktails auf Bali zu trinken. Obwohl die Vorstellung auch nicht schlecht wäre. Nein, es geht um die Kleinigkeiten, die ich mittlerweile zu schätzen gelernt habe: Ein frisches Radler im Sonnenuntergang, der Drücker meines Sohnes, wenn er sich freut, meine tanzende Tochter, die das gern auch mal auf dem Wohnzimmertisch voller Elan auslebt. Ein Ausritt mit meinem Pferd, die gut gelaunten Kollegen, die Dame, die mich anlächelt, weil ich sie an der Kasse vorlasse, oder die mir den Tag rettet, weil sie mich vorlässt und ich schon spät dran bin.

Und dann habe ich noch das große Glück, das tun zu dürfen, und zwar hauptberuflich als Ärztin, was mich glücklich macht. Ich darf Menschen helfen. Natürlich gibt es auch Tage, an denen ich keine Lust habe, in die Notaufnahme zu gehen. So wie jeder Mensch mal keine Lust hat, zur Arbeit zu gehen. Interessanterweise habe ich aber noch keinen Tag erlebt, an dem ich das Krankenhaus betrat und am liebsten auf dem Absatz kehrtgemacht hätte. Das ist großes Glück. Und ich habe gelernt, so zu sein, wie ich möchte, nicht, wie andere mich haben wollen. Losgelöst von Konventionen, von dem, »was die Nachbarn« so denken könnten oder was

andere von mir erwarten. Das war ein hartes Stück Arbeit –
aber es hat sich für mich ausgezahlt. Ich habe mich nie
besser gefühlt. Niemals war ich dankbarer als jetzt. Und das
ist großartig.

DANKE

Ein Buch zu schreiben ist mindestens genauso Teamarbeit wie ein Einsatz im Rettungsdienst oder im Schockraum. Und daher möchte ich mich beim gesamten Team des S. Fischer-Verlags bedanken. Ganz besonders danke ich Sabine Jürgens, die mir rund um die Uhr geholfen, mich getröstet und ermutigt hat und mit deren Hilfe ich die ein oder andere Schreibblockade überwinden konnte. Ohne sie wäre »Eine für alle« nicht das, was es ist.

Und jetzt ist es an der Zeit, einigen wichtigen Menschen Danke zu sagen.

Und zwar allen Kollegen, die mich begleiteten. Die mit mir auf der Intensivstation, als Notärztin unterwegs und in der Notaufnahme gemeinsam gelacht, geweint und gerettet haben. Danke an meine damaligen Oberärzt*innen und Chefs (U.G., S.T., T.B.), die mich ausgebildet und sich Zeit genommen haben, weit über das normale Maß hinaus. Die mir stets auf Augenhöhe begegnet sind. Alle sind voller Dankbarkeit in diesem Buch auf die ein oder andere Art erwähnt.

Ich danke meiner Familie. Meinem Mann Fabian, dem liebevollsten Menschen auf der Welt, der mich immer unterstützt und mir zeigt, was ein großes Herz bedeutet – und das meine ich nicht anatomisch. Der sich mit mir freut und Verständnis hat. Immer und tatsächlich für alles.

Ich danke meinen Kindern, die mich zu einem besseren Menschen machen. Sie akzeptieren, wenn ich wieder einmal in die Klinik muss, und beklagen sich niemals darüber. Wenn ihr eines Tages dieses Buch lest, werdet ihr vielleicht verstehen, was ihr, ohne es zu wissen, für mich getan habt. Ihr seid die besten Kinder der Welt. Ich liebe euch.

Danke!

Fränzi Kühne
Was Männer nie gefragt werden
Ich frage trotzdem mal.

»Herr Maas, Sie tragen meist Anzug und Krawatte – das ist
Standard in der Politik, oder?« »Mussten Sie sich zwischen
Kindern und Ihrem Start-up entscheiden, Herr Zeiler?« Warum klingen diese Fragen seltsam? Weil sie sonst nur Frauen
gestellt werden.
Ich habe das am eigenen Leib erfahren, als ich jüngste Auf-
sichtsrätin Deutschlands wurde. Aber statt mich zu ärgern,
habe ich mir einen Spaß gemacht und den Spieß einfach um-
gedreht: Jetzt stelle ich Männern all die Fragen, mit denen
ich sonst konfrontiert werde. Das Ergebnis hat mich überrascht. Aber lesen Sie selbst…

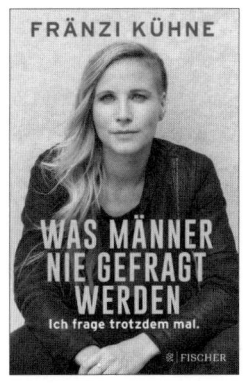

240 Seiten, Klappenbroschur

Weitere Informationen finden Sie auf
www.fischerverlage.de

AZ 596-70582/1